JN243694

Ceramic Overlay Start Up Guide

これから始める
セラミックオーバーレイ治療

飯田真也　松田健嗣　著

MINIMALLY INVASIVE
PREPARATION
ISOLATION
IMMEDIATE DENTIN SEALING
CEMENTATION

医歯薬出版株式会社

This book is originally published in Japanese
under the title of:

KOREKARA HAJIMERU SERAMIKKU OBAREI CHIRYOU
Ceramic Overlay Start Up Guide

IIDA, Shinya, et al.

ISHIYAKU PUBLISHERS, INC.
7-10, Honkomagome 1 chome, Bunkyo-ku,
Tokyo 113-8612, Japan

Preface

日々の臨床のなかで，筆者は患歯の保存をテーマとしてさまざまな課題に向き合ってきました．そのなかで，セラミックオーバーレイという治療法は，咬合面を被覆する際の歯質の削除量を最小限に抑えることができ，患者さんにとって非常に有益な選択肢であると感じています．

従来のクラウン補綴は，優れた耐久性や審美性を提供する一方で，歯質が大きく失われるという問題を抱えています．一度クラウン補綴のためのプレパレーションを受けると，特に若年者の場合，人生100年時代と言われる超高齢社会を，限られた歯質で生き抜かなければならない現実があります．一度大きく削られた歯質は元に戻ることはなく，それが長期的な口腔内の健康にどのような影響を及ぼすか，筆者は常に疑問を抱いていました．

咬合は時間とともに変化し，口腔内の環境も加齢によって変わっていきます．一生涯にわたり完全に長持ちする補綴装置を提供することが難しい現実を踏まえると，将来的な再介入が可能となるだけの歯質を残す重要性は，歯科医師であれば誰もが実感できることでしょう．

本書では，筆者が日々の臨床で実践しているセラミックオーバーレイ治療について，歯科技工士の松田健嗣氏とともに得た知見をもとに，可能な限りわかりやすくまとめました．執筆時点での有益な文献を参照しつつ，治療の考え方や手技の具体例を盛り込むことで，これからセラミックオーバーレイ治療に取り組もうと考えている先生方の後押しになればと願っています．

セラミックオーバーレイ治療は，患者さんにとって優れた選択肢であるだけでなく，歯科医師としての新たな可能性を広げる治療法です．本書を通じて，この治療をぜひ試していただき，日々の臨床に役立てていただければ幸いです．

2025年2月吉日

飯田真也

Ceramic Overlay Start Up Guide

これから始める
セラミックオーバーレイ治療

飯田真也　松田健嗣　著

セラミックオーバーレイのプレパレーションデザイン ----- 20

IDS（イミディエートデンティンシーリング）について ----- 32

Chapter 04

Chapter 05

MINIMALLY INVASIVE
PREPARATION
ISOLATION
IMMEDIATE DENTIN SEALING
CEMENTATION

Designed by SATO Yasunori（a-pexdesign）

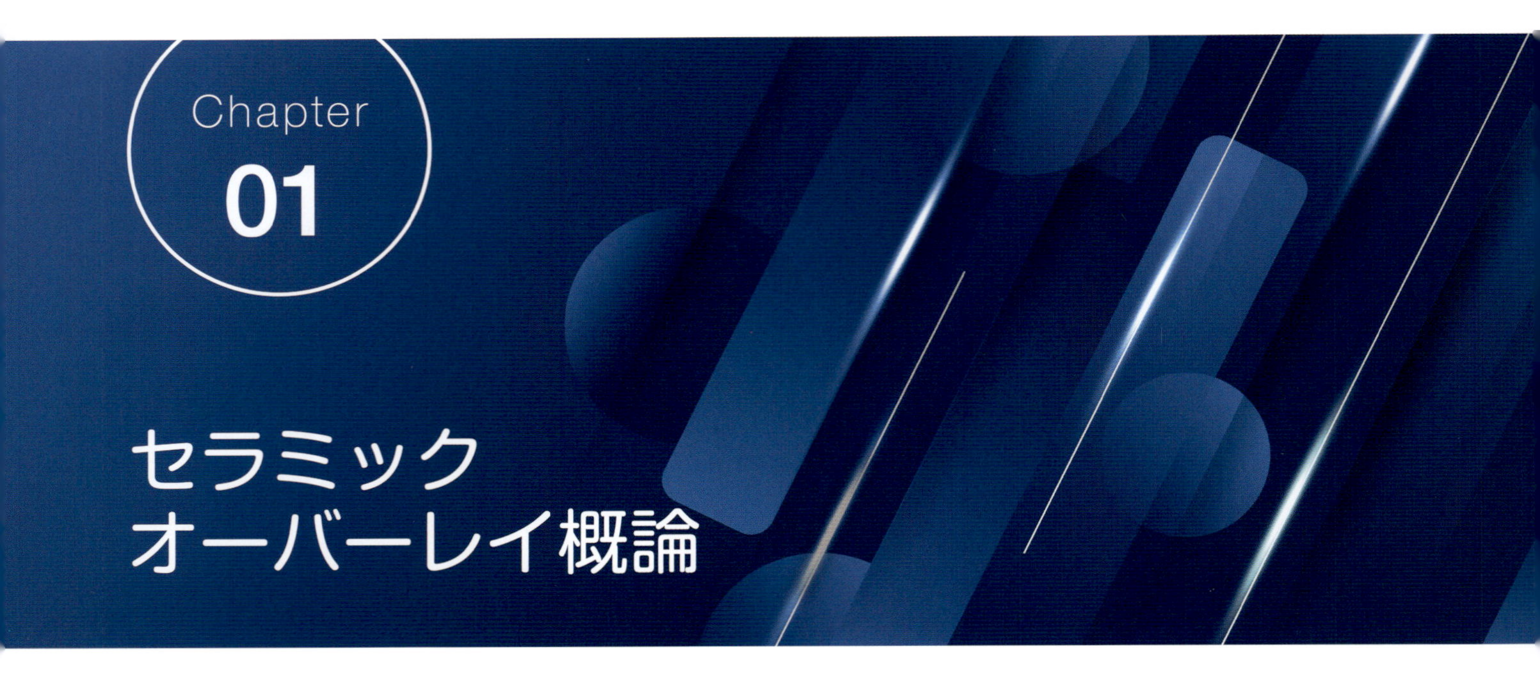

はじめに

臼歯における補綴修復治療においては，コンポジットレジン（以下CR）に代表される直接修復とセラミックなどを用いた間接修復とがある．症例ごとにどちらを選択するかは術者の考え方によって異なるであろうが，一般に比較的小さな窩洞にはCR修復を，窩洞が大きくCR修復ではその歯の予後に不安が残るような症例に対しては間接修復を選択するであろう．

さらに間接修復では欠損の範囲に応じて，内側性窩洞のインレーなのか，咬頭を被覆したアンレーなのか，それとも咬合面を全部被覆するクラウンなのか，術者は検討する必要がある．インレーかアンレーかを選択する場面ではそれほど悩むことはなく，残存歯質の厚みや強度を推察して判断を下せばよい．問題となるのは咬合面を全部被覆する必要がある場合（たとえば根管治療を終えた歯に補綴治療を施すような場合）である．

一般的に既根管治療歯に対しては，破折リスクの低減から咬合面は全部被覆したほうがよいとする論文が多い．それに則ってクラウンを選択することは間違いではないが，クラウン治療を行うことで，残存している健全歯質を大きく失ってしまう場合がある（図1）．Edelhoffら[1]によると，健全大臼歯にセラミッククラウン形成を施すと67.5～75.6％もの歯質を失うとしている．さらにそのようなクラウン形成を行うと，知覚過敏を惹起する可能性もある．特に歯髄に近い形成を行った場合には，歯の失活が起こり，根管治療が必要になることもある．臨床研究では，単独のオールセラミッククラウンの0.8～5.6％およびオールセラミックブリッジの2.8～5.9％が，術後5年以内に根管治療を必要としたとする報告もある[2,3]．

破折リスクを低減させる目的とはいえ，クラウン形成を行い残存歯質を大きく削合することは，はたして本当に患者利益と直結しているのかどうか，非常に疑問が残る．まして若年者の場合は，この失われた歯質で人生100年時代を生き抜かなくてはならない（図2）．そのような状況を打破できる治療として，セラミックを用いたオーバーレイ治療に注目が集まっている．

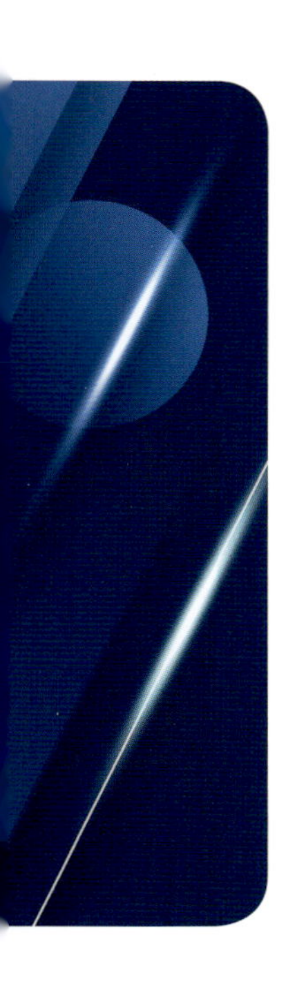

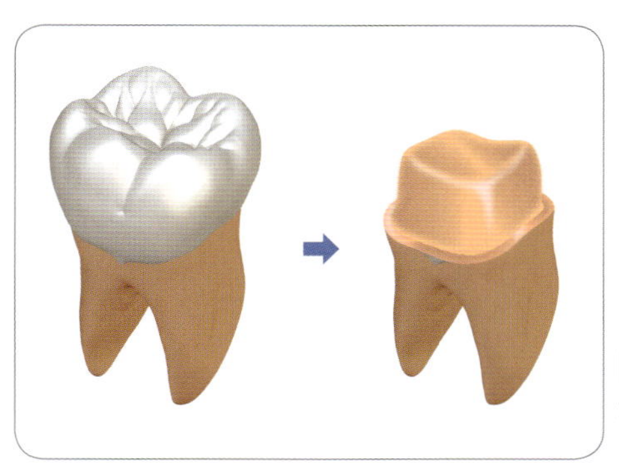

図 1　フルクラウン形成を行うと健全歯質を大きく失うため，その適応は慎重にならなくてはならない

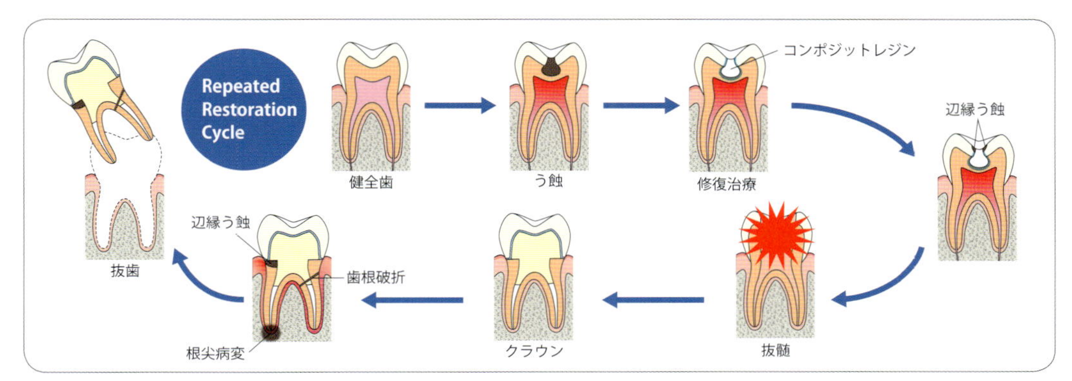

図 2　治療介入は可能なかぎり，本図に示す Repeated restoration cycle の進行を遅らせるものでなくてはならない．破折予防のためにフルクラウン形成を行ったとしても，患歯の寿命を縮めてしまっては本末転倒である（森田ら，1995[4] をもとに作成）

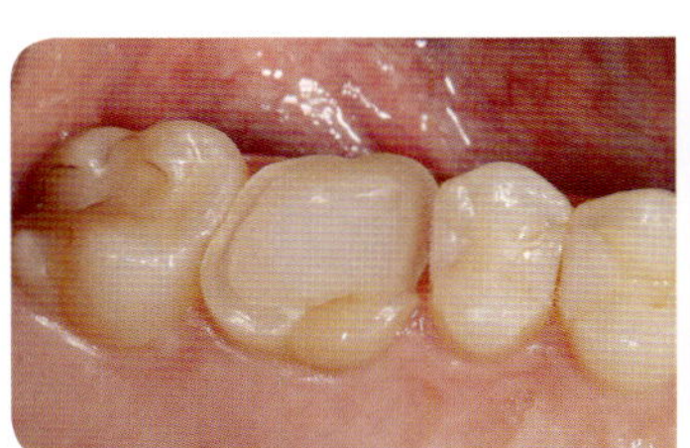

図 3a　根管治療後の補綴治療にセラミックオーバーレイを選択した

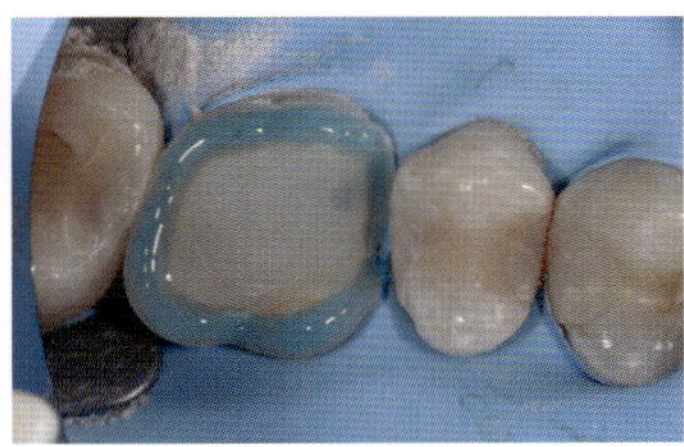

図 3b　適切な防湿環境下で接着処置を行う

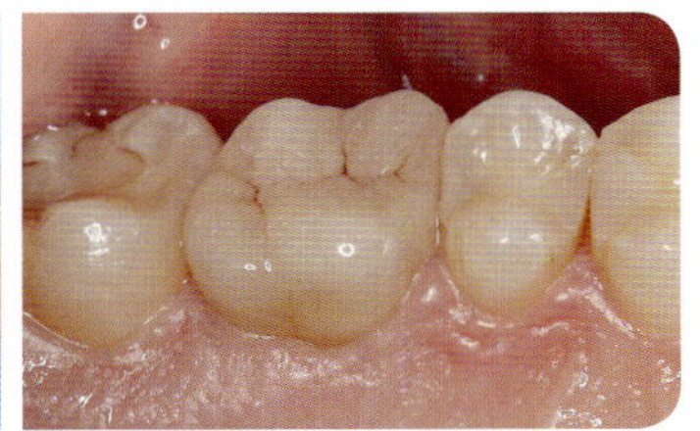

図 3c　歯頸部歯質を温存することで，再介入時にも対応しやすくする狙いがある

図 3　フルクラウン形成を避けることで歯頸部歯質を可能なかぎり温存することができる．トラブルが生じても，温存した歯頸部歯質を利用することで再介入が容易となる

セラミックオーバーレイ治療は，アンレーからクラウン補綴に至る“中間”で採用することができる補綴形態である．その実態は咬合面を全部被覆するものの，フィニッシュラインを可能なかぎり歯冠側へ位置させた補綴装置である．クラウン補綴が必要な場合に，今一度踏みとどまりセラミックオーバーレイ治療を選択することで，健全歯質を多く温存し，かつクラウンに期待していた機能をも享受できる可能性があり，患者利益の高い治療だと筆者は感じている（図 3）．本書では，臨床上有益なセラミックオーバーレイ治療について述べていきたい．本章ではその概論を述べる．

セラミックオーバーレイとは？

繰り返しになるが，本書で述べるセラミックオーバーレイとは，咬合面を全部被覆するものの，フィニッシュラインを従来のクラウンよりも可能なかぎり歯冠側へと移動させ，健全歯質を温存した補綴装置のことを指す．本書執筆時点において，その名称については「オクルーザルベニア」，「テーブルトップクラウン」，「オクルーザルオンレー」などが話者・執筆者ごとに混在して用いられており，日本補綴歯科学会の用語集においても名称がいまだ定められていない．そのため本書では，セラミックを用いたそれらを総称して「セラミックオーバーレイ」と呼称することとする．

セラミックオーバーレイの利点

セラミックオーバーレイの最も大きな利点は，形成量をクラウン治療の半分以下に抑えられることである（図4）．これはすなわち，仮に再治療となった場合でも，歯頚側に厚い健全歯質が残っているため，この部分を用いて再治療を行うことが容易となることを意味する．またこれによって前述の Repeated restoration cycle の進行を大きく抑えることができるため，患歯にとって非常に有益な治療選択肢であると筆者は考えている．

セラミックオーバーレイの適応症

セラミックオーバーレイはどのような場合に適応症となるのだろうか？　簡単に言えば，これは「咬合面を被覆するためにクラウン治療を選択するような場面」で選択肢にあがる治療法といえる．では咬合面を被覆しようと考える状況とはどのような場合であるか？　一般的には以下のケースがあげられる．

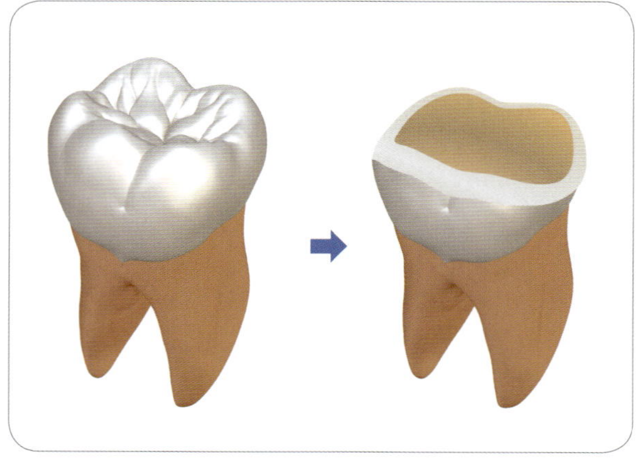

図4　セラミックオーバーレイ治療では，クラウン治療と比較して残存歯質への切削介入量を半分以下にすることが可能である

1. インレーやアンレーでは対応が困難な場合

インレーやアンレーによる修復治療を行うと残存歯質が薄く脆弱となり，破折のリスクが高い場合に，咬合面を被覆することで破折予防を試みるのが一般的である．しかし，クラウンだけでなく，セラミックオーバーレイでも咬合面を被覆することが可能であり，次章以降で述べるが，実はクラウンよりも破折抵抗性が高くなるとする報告もある．

2. 歯質にクラックを有している場合

明確なクラックが存在すると，咬合力がかかった際にそこを起点に歯冠破折を引き起こす可能性がある．そのような場合は，咬合面の被覆を検討することも治療方針として大切である．また歯質中央部への垂直的なクラックを有している歯への対応として，Pacquet ら[5]はクラウンではなくオーバーレイを推奨していることも興味深い．

3. 根管治療を受けた臼歯

根管治療を受けた臼歯はもともとのう蝕の存在や根管アクセスのために，歯質が大きく削除されている場合が少なくない．そのような場合には歯質が脆弱となっていることも多く，よほどアクセスが小さく十分な厚みのある歯質が残っていないかぎり，基本的に咬合面を被覆しておいたほうが無難とする報告が多い[6,7]．

臨床では上記の場合に咬合面被覆を検討する必要があり，クラウンではなくオーバーレイを応用することも可能である．ただし，その適応には「歯冠全周にわたってエナメル質が残存していること」が条件として必要とされる．

維持形態をもたないオーバーレイが，なぜ接着力だけで良好な予後を期待できているのか？　その理由の 1 つとして，オーバーレイのマージンがエナメル質と強固に接着しているからだと推察される．リン酸エッチングが施されたエナメル質との接着は非常に高い接着強さを示し，信頼性が高い．一方，クラウン補綴は基本的にすべて象牙質との接着であるため，この点が大きく異なる（それ以外にもプレパレーションデザインや各種接着ステップにも工夫があるが，それらは次章以降で詳しく解説する）．それゆえ，エナメル質がほとんど残存していないような症例では，オーバーレイは適応とならない（どの程度のエナメル質が残存していれば良いかについてはChapter 5にて詳細を述べる）．

＊　＊　＊

ここまで咬合面を被覆する際の条件について述べたが，実際の臨床では，「どの程度の歯質であれば被覆せず温存しておけるか」という基準を数値で表すことは難しい．また，直接修復か間接修復かの基準も明確には線引きしづらいものである．

そこで，筆者の失敗症例や参考症例を踏まえ，治療選択に関する筆者なりの現在の考え方を示したい．直接修復と間接修復のどちらかに偏りすぎず，患者ごとの歯の状態やリスクを総合的に判断し，最適な治療法を選択することが重要と考える．

4. 考察ケース ①（図 5）

患者は「大臼歯咬合面が欠けた」との主訴で来院された．同部にはアマルガム修復がなされており，その一部が破折したようである．窩洞の大きさから，筆者は直接CR修復にて対応することとした．

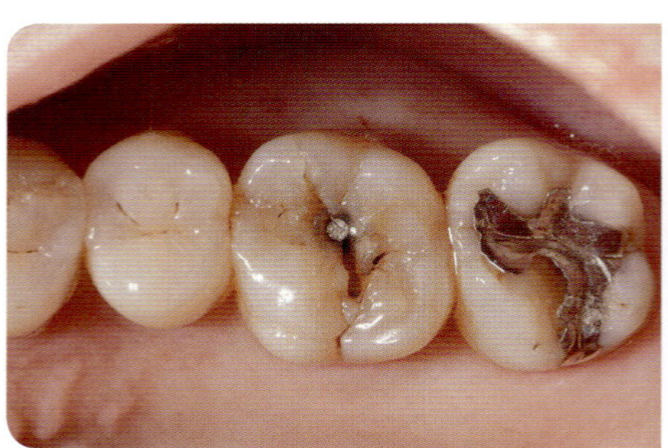

図 5a　咬合面のアマルガム充填部の破折で来院された

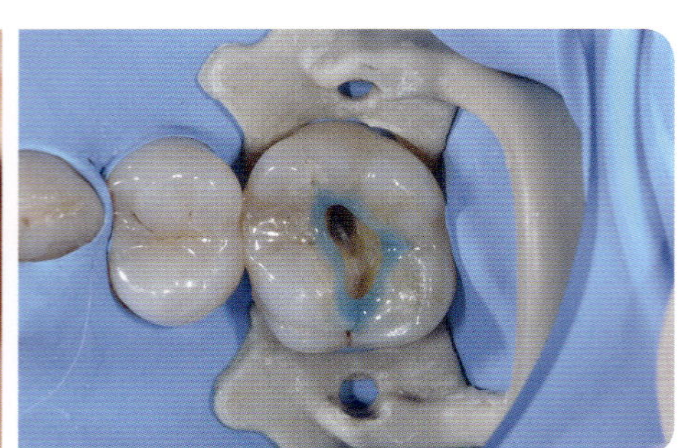

図 5b　通法に従い CR 修復を行った

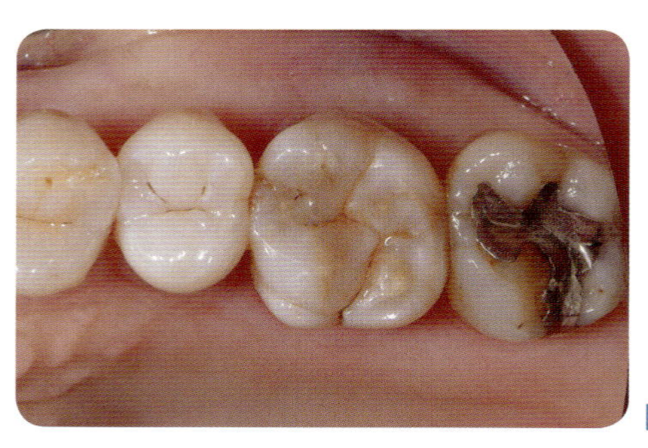

図 5c　CR 修復直後の状態

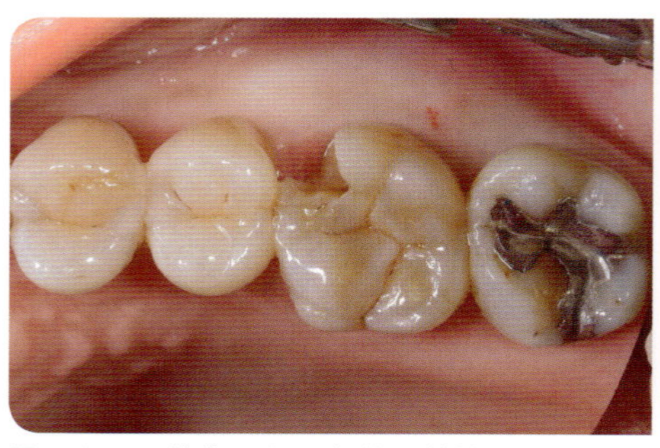

図 5d　CR 修復から 4 年後の状態．修復部は無事だが，非機能咬頭の残存歯質が破折してきた

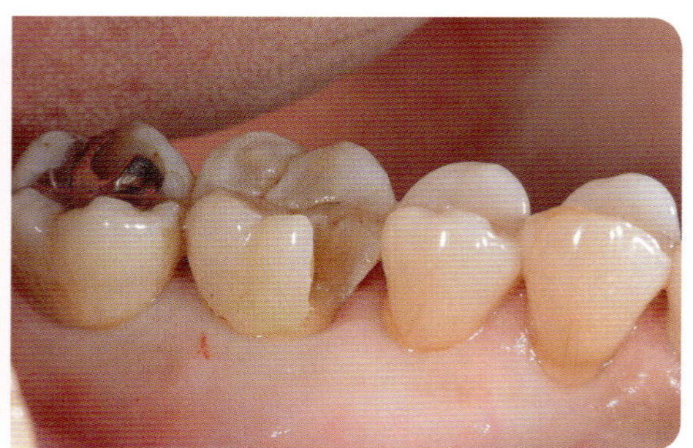

図 5e　破折部は歯肉縁に達する深さであった

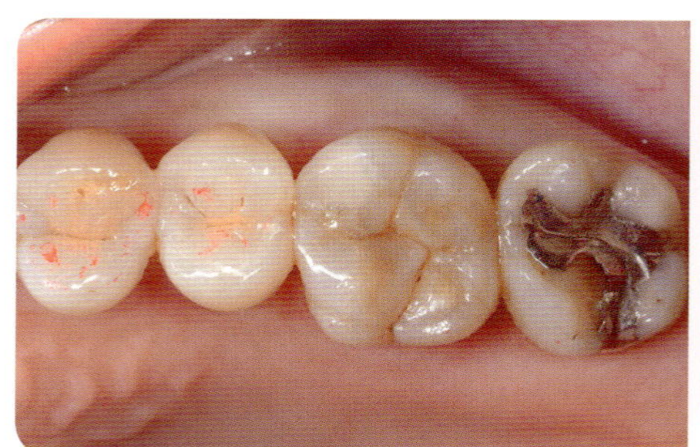

図 5f　CR にて同部を再修復した

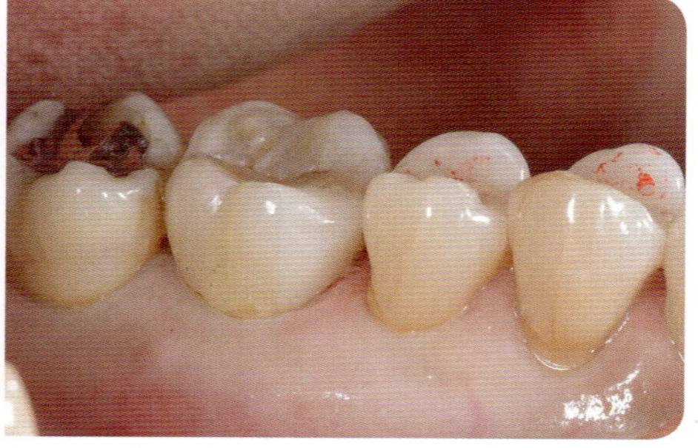

図 5g　もし歯肉縁下に達するような破折であったら，事態はより複雑になっていた．これを CR 特有の Fail safe と言ってよいのかどうか，疑問が残る

図 5　考察ケース ①

実は咬合面をよく観察すると，近心頬側咬頭にごく薄くクラックが入っていることが確認できる．読者諸賢であれば，このようなクラックにはどう対応するだろうか？　筆者は，非機能咬頭であること，またもしクラック部位が欠けるような事態が生じてもCRによって再修復できるであろうと安易に考え，このクラックに対してはチェアサイドで干渉しないよう咬合調整を行うだけに留めておき，積極的な介入はしなかった．

CR修復から4年後の結果を見ていただきたい（図5d，5e）．同部から歯頚部にかけて垂直的に破折している．この事態は治療介入時に筆者が予想していたよりも広範囲な破折であった．現在とりあえずCRによる再修復を行っているが，間接修復にて被覆するかどうかも検討している．

この結果を，再修復が可能となった「Fail safe」と言ってしまってよいのであろうか？もし不幸にも破折が歯肉縁下に及んでいたら，この歯はどうなっていただろう．歯周病，う蝕に次いで破折が抜歯原因の上位にあることを鑑みると[3]，筆者にとってこのような事態を看過することはできない．おそらく最初の介入の時点で近心頬側咬頭のみを被覆したセラミックアンレーを用いていれば，このような結果とはならなかったのではないかと考える．

5．考察ケース ②（図6）

下顎第一大臼歯部に大きなう蝕を認めた症例である．う蝕を除去していくと，近心頬側咬頭だけでなく，舌側咬頭直下にまでう蝕が大きく広がっていた．難しい症例ではあるが，直接修復を行うことは不可能ではない．しかし機能咬頭である近心頬側咬頭のみならず舌側近心咬頭も，象牙質の裏打ちのほとんどない菲薄化した歯質となることが予想される．

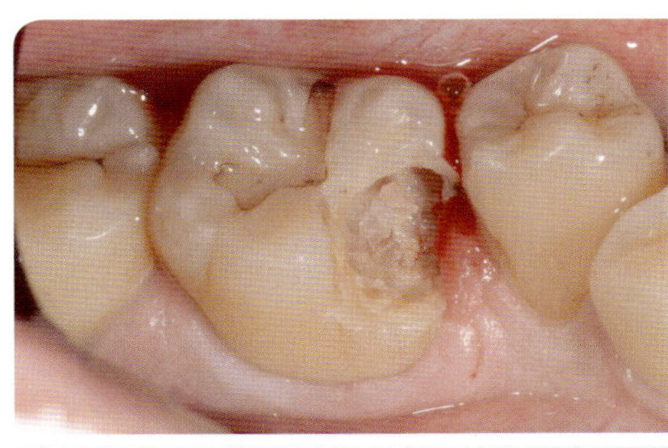

図6a　下顎第一大臼歯に深いう蝕を認める．近心頬側咬頭だけでなく，舌側咬頭直下にも大きくう蝕が広がっていた

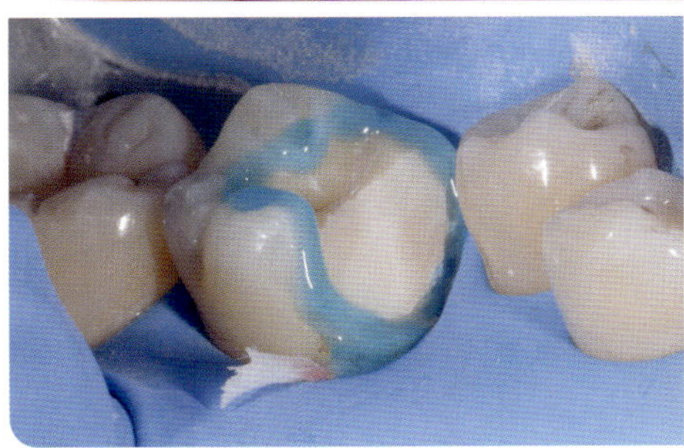

図6b　VPT（生活歯髄療法）後，近心両咬頭を被覆するセラミックアンレーにて対応することとした

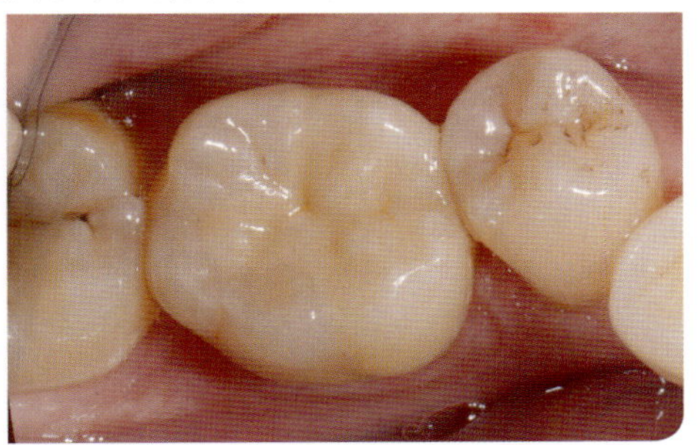

図6c　術後の状態．脆弱なエナメル質は修復デザインに含めることで，その後の再介入を少なくする狙いがある

図6　考察ケース ②

図5の症例のように直接修復を行い，トラブル時の再修復を期待するのか？　読者諸賢であればどう判断されるだろうか．筆者は先述した反省も踏まえ，近心両咬頭を被覆したセラミックアンレーを用いて対応することとした．

6. 考察ケース ③（図7）

患者は大臼歯のインレー脱離を主訴に来院された．比較的大きなインレーが入っていたようで，再度のインレー治療を施した場合，残存歯質がかなり菲薄化することが予想された．破折を伴う致命的なトラブルを招く事態を避けるために，咬合面の全部被覆を検討するが，クラウンではなくオーバーレイ治療によって対応することとした．

オーバーレイで咬合面の全部被覆を行ったことで，歯頚側には十分な厚みのある歯質を温存することが可能となった．これにより，補綴装置の破損やトラブルが今後生じたとしても，同部を利用することでおそらく再治療が可能となるだろう．咬合面の全部被覆が必要と判断しても，安易にクラウン治療を行わないことで，将来にクラウン治療の選択肢を残しておくことが可能となる．

治療選択に関して，実際には患者の年齢や歯列の咬耗程度，骨隆起などの過剰な咬合力を示唆する存在の有無などさまざまな判断項目があるが，こと歯質だけに目を向けると，明確なクラックや明らかに菲薄化した歯質は，可能なかぎり修復デザインのなかに取り込んでいくように，筆者は近年留意している．これらの症例への介入方法が正解であるかはわからないし，もちろん異論もあるだろう．しかし MI（Minimal Intervention）の風潮に則り歯質を温存することだけが“絶対正義”なのではなく，最終的に患

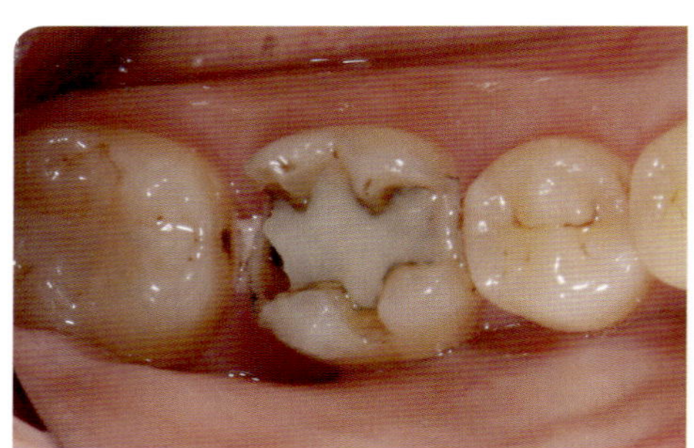

図7a　大きなインレーが脱離して来院．残存歯質の破折を危惧し，オーバーレイにて咬合面を全部被覆することとした

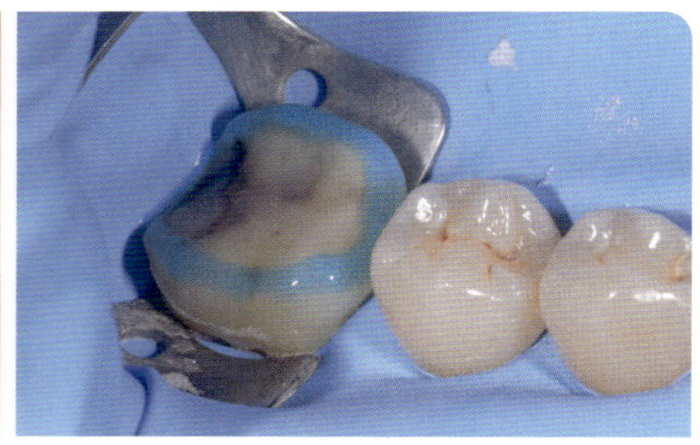

図7b　適切な防湿環境下で接着処理を行う（詳細は次章以降述べる）

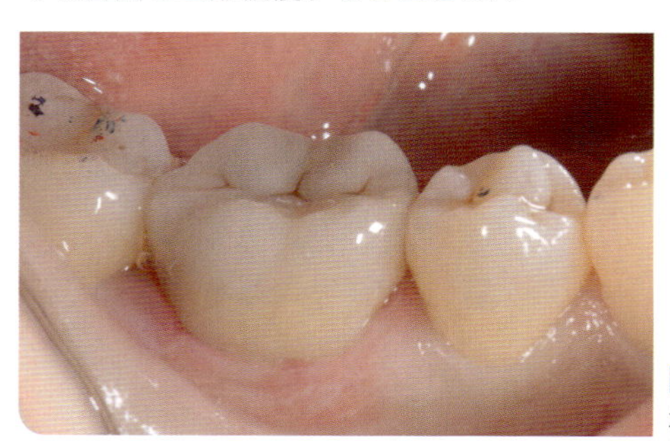

図7c　残存歯質を歯頚部に温存した咬合面被覆型の補綴治療が可能となった

図7　考察ケース③

者が高齢になったときにその歯がきちんと存在し，機能していることが，われわれ歯科医療従事者の本来の目的であると考える．そのため，たとえ一時の歯質切削介入が多くなったとしても，長期にわたり問題が生じず，良好な予後経過を経ることができれば，その切削介入は結局なところ，長い時間軸で見れば“MIな介入”であったと言えるのではないかと考えている．

セラミックオーバーレイ治療の予後経過について

従来のクラウン形成と比較して，セラミックオーバーレイ治療は維持形態を全く有していない点が特徴であり，純粋に歯質との接着のみに維持を求める補綴装置である．この治療法をまだ経験されていない読者にとっては，クラウンと比較して維持形態もなく，被着表面積も少ないこの治療に「こんな形成では脱離するのではないか？」，「せめて維持孔くらいは必要なのではないか？」と一抹の不安を感じられることであろう．プレパレーションデザインについては次章以降で詳しく述べるが，筆者の今の所感としては，「この形態だから良いのであって，脱離や破折の心配は非常に少ない，信頼のおける補綴装置である」と感じている．

では実際に，セラミックオーバーレイを用いた近年の臨床における予後経過について，文献的に検討したい．本書執筆現在，筆者の調べたかぎりでは，10年を越える長期にわたった臨床研究で，セラミックオーバーレイに絞った経過を示したものを探し当てることはできなかった．そこでセラミックオーバーレイだけに限らず，さまざまな修復形態を含めた文献を参考にしたい（表）．

Arnetzlら[9]は，CERECシステム（デンツプライシロナ）で製作されたビタブロックマークII（VITA）によるオーバーレイ修復の経過を約8年観察したところ，生存率は99.8%であったとしている．van den Breemerら[10]はイミディエートデンティンシーリング（IDS）を併用し，光重合型CRでセメンテーションを行ったIPS e.max プレス（Ivoclar Vivadent）製の補綴装置の5年平均予後経過が99.6%と報告している．Guessら[11]は，IPS e.max プレスを含む，セラミックによる大臼歯部の部分被覆冠の予後を7年間追跡し，IPS e.max プレスの生存率は100%を示したと報告している．

表　オーバーレイを含めたセラミック修復の予後経過
短い経過とはいえ，本文中にあげたシステマティックレビュー[12]とは異なり，驚異的な生存率を示している．その差はどこにあるのか？　それこそが，セラミックオーバーレイを成功に導く鍵になると考える

執筆者	患者数 / 修復数	材料	経過年数	生存率
Guess, et al[11]	25 / 80	ProCAD IPS e.max プレス	7年	ProCAD：97% IPS e.max プレス：100%
van den Breemer, et al[10]	158 / 765	IPS e.max プレス	5年	99.6%
Arnetzl, et al[9]	264 / 310	ビタブロック マークII	8年	99.8%

短期間の研究とはいえ，このように驚異的な結果を示している文献がある一方で，Morimotoら[12]はシステマティックレビューにて，クラウンを除いたインレー，アンレー，オーバーレイなどのパーシャルセラミック修復の5年生存率は92～95%，10年生存率は91%を示しており，そのトラブルのほとんどがセラミック修復物のチッピングや脱離であったと報告している．

両者の差は何であろうか？　筆者自身もかつては年に数ケースほど，セラミックインレーの予想しなかった破折に見舞われたことがあり，その原因がわからず苦慮した経験がある．しかし現在では，オーバーレイを含めたセラミックによる部分被覆冠すべてにおいて，先述の文献が示す良好な結果を経験している．そこにはさまざまな要因があると思われるが，次項で示す術式をもれなく的確に行うことで，すべてのパーシャルセラミック修復は良好な予後経過を経ることができると感じている．

セラミックオーバーレイ治療の術式について

セラミックオーバーレイ治療の一連の修復術式を，模型を用いて簡潔に示す（図8～15．各工程の詳細については次章以降で詳述する）．セラミックオーバーレイ治療を成功に導く要素として，以下の項目があげられる．

- 補綴装置に過剰な応力集中がないよう，線角・点角のない，滑らかかつ均一な補綴スペースが得られるようなプレパレーションデザインとする（図8）．
- プレパレーション後はすぐに印象採得を行うのではなく，適切な防湿環境下で露出した象牙質に対してIDS（イミディエートデンティンシーリング）を行う．これによって象牙質の汚染回避，知覚過敏の発生を抑制することができ，補綴装置との接着強度も大きく向上させることが可能となる（図9）．
- セット時にもIDS時と同様に適切な防湿環境下で行うことが重要である．歯面清掃後，IDS面に対してサンドブラスト処理を行う（図10）．その後エナメル質にセレクティブエッチングを行い，IDS表面に適切な接着処理を行う（図11）．
- 試適後，二ケイ酸リチウムを用いた補綴装置の内面にはフッ酸処理またはそれに代替する材料でのエッチングを行い（図12），シランカップリング処理を施す．

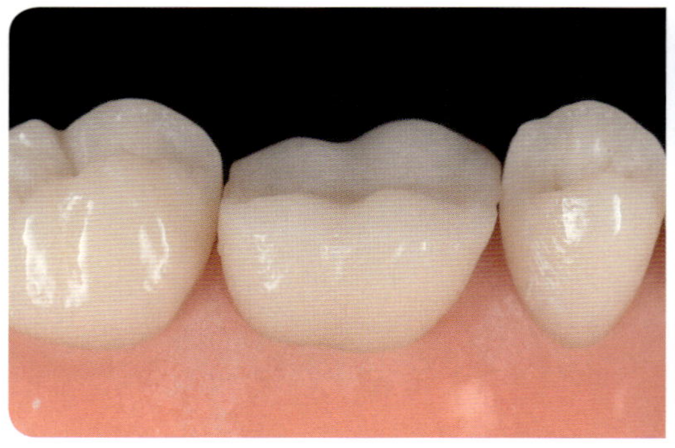

図8　オーバーレイのプレパレーションでは線角，点角を可能なかぎり少なくし，応力が集中しづらいデザインとする必要がある

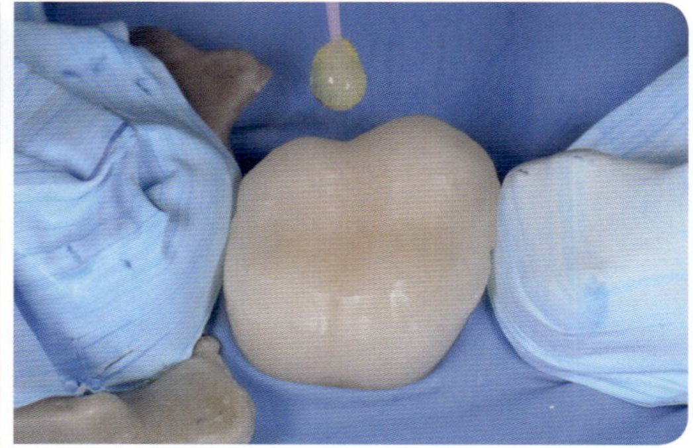

図9　プレパレーション後は印象採得前に必ずIDSを行う

・レジンセメント，もしくは充填用 CR を用いて補綴装置を装着する（図 13）．余剰セメントをすべて除去したあと，十分な時間の光照射を行い，充填用 CR を重合させる．
・ラバーダムを外し，咬合調整，セメントラインの研磨を行う（図 14）．残存歯質を多く温存することができ，審美的にも違和感のない自然な形態回復を行うことができた（図 15）．

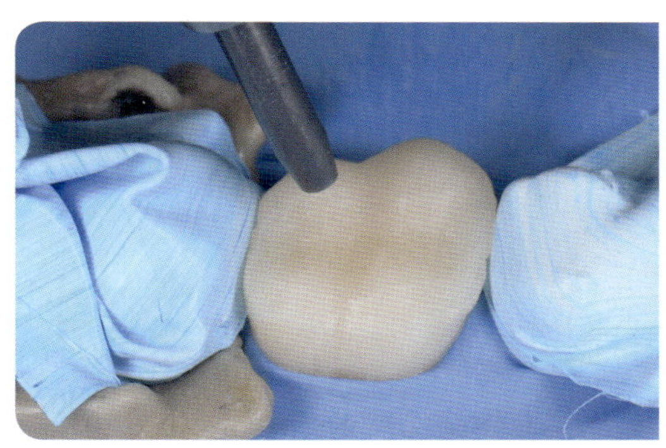
図 10　装着時にはアルミナサンドブラストを用いてレジンコーティング面のクリーニングを行う

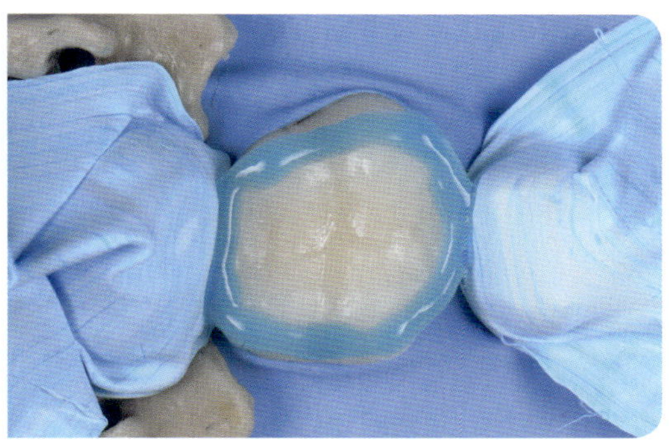
図 11　エナメル質にセレクティブエッチングを行った後，ボンディング材の塗布を行う

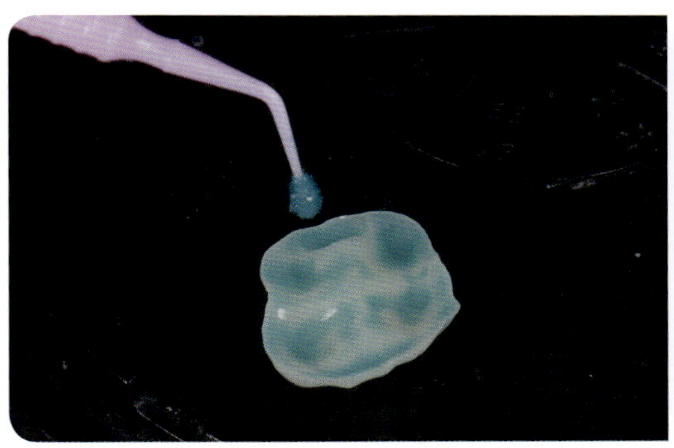
図 12　補綴装置内面への接着処理を行う

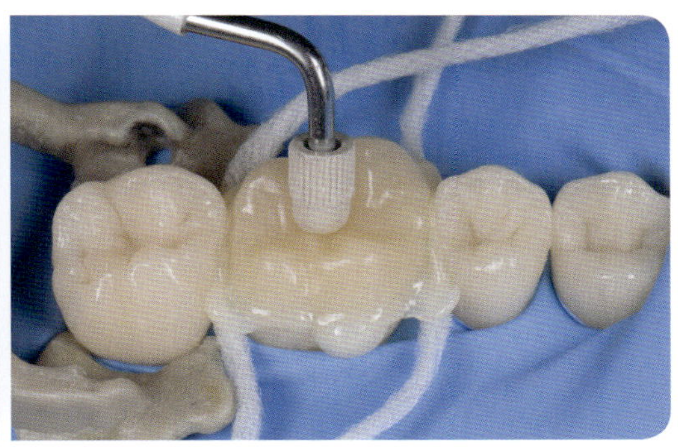
図 13　レジンセメントまたは予備加熱した CR にてセメンティングを行う

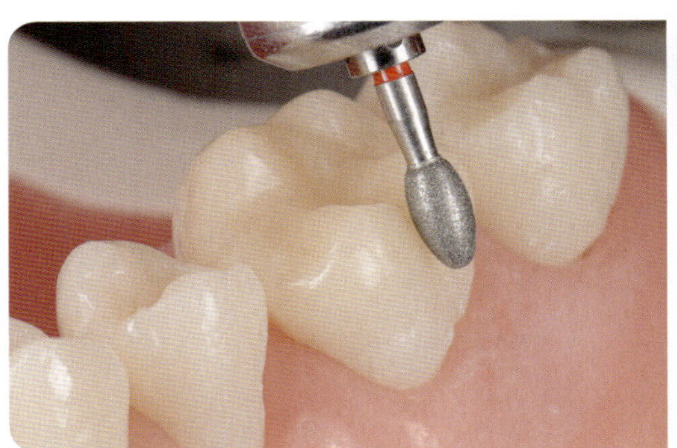
図 14　低速回転のバーを用いてフィニッシュライン部の歯質との段差をなだらかにする

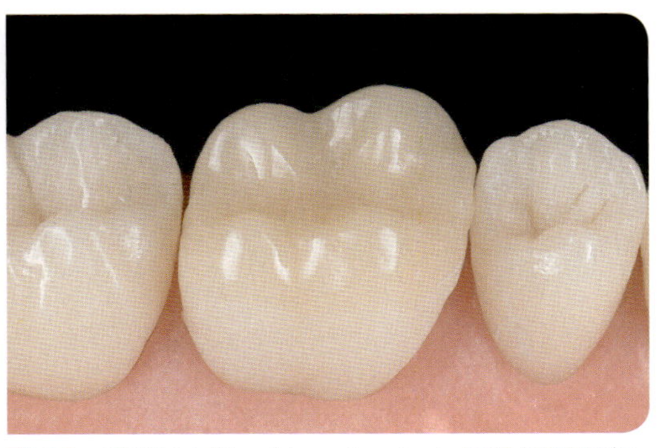
図 15　適切なプレパレーションと接着処理を行えば，脱離や破折がほとんど起こらない非常に有益な治療である

文献

1) Edelhoff D, et al. Occlusal onlays as a modern treatment concepts for the reconstruction of severely worn occlusal surfaces. Quintessence Int. 2018; 49(7): 521-533.
2) Pjetursson BE, et al. A systematic review of the survival and complication rates of all-ceramic and metal-ceramic reconstructions after an observation period of at least 3 years. part I: Single crowns. Clin Oral Implants Res. 2007; 18 Suppl 3: 73-85.
3) Sailer I, et al. A systematic review of the survival and complication rates of all-ceramic and metal-ceramic reconstructions after an observation period of at least 3 years. part II: Fixed dental prostheses. Clin Oral Implants Res. 2007; 18 Suppl 3: 86-96.
4) 森田　学ほか．歯科修復物の使用年数に関する疫学調査．口衛生会誌．1995；45（5）：788-793.
5) Pacquet W, et al. Therapeutic strategy for cracked teeth. Int J Esthet Dent. 2022; 17(3): 340-355.
6) Aquilino SA, et al. Relationship between crown placement and the survival of endodontically treated teeth. J Prosthet Dent. 2002; 87(3): 256-263.
7) Salehrabi R, et al. Endodontic treatment outcomes in a large patient population in the USA: an epidemiological study. J Endod. 2004; 30(12): 846-850.
8) 公益財団法人 8020 推進財団．第 2 回 永久歯の抜歯原因調査，2018.
9) Arnetzl GV, et al. Reliability of nonretentive all-ceramic CAD/CAM overlays. Int J Comput Dent. 2012; 15(3)185-197.
10) van den Breemer CRG, et al. Prospective clinical evaluation of 765 partial glass-ceramic posterior restorations luted using photo-polymerized resin composite in conjunction with immediate dentin sealing. Clin Oral Investig. 2021; 25(3): 1463-1467.
11) Guess PC, et al. Prospective clinical split-mouth study of pressed and CAD/CAM all-ceramic partial-coverage restorations: 7-year results. Int J Prosthodont. 2013; 26(1): 21-25.
12) Morimoto S, et al. Survival rate of resin and ceramic inlays, onlays, and overlays: a systematic review and meta-analysis. J Dent Res. 2016; 95(9): 985-994

本書における使用材料リスト①

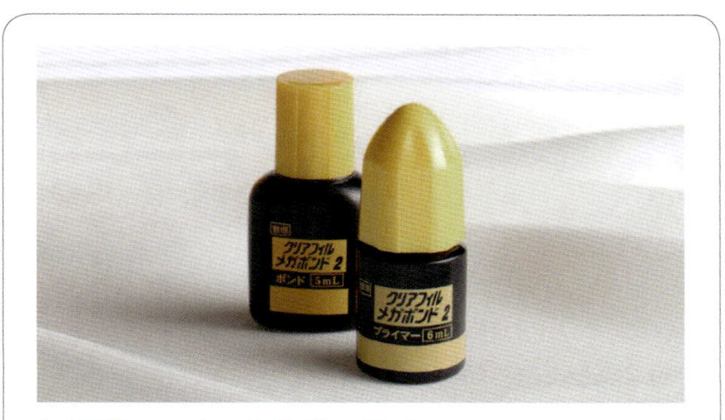

クリアフィル メガボンド 2；
クラレノリタケデンタル

歯科用象牙質接着材

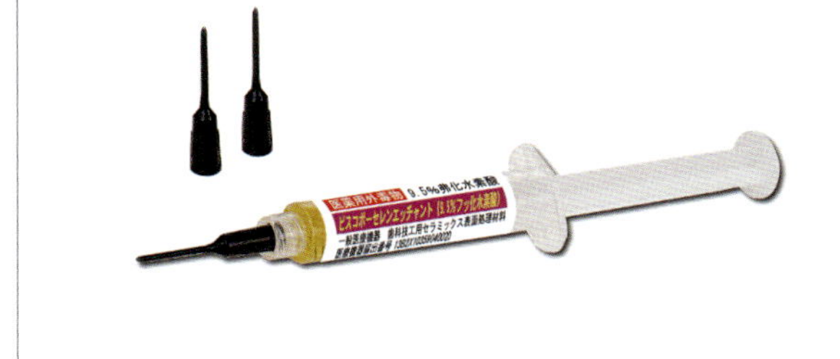

ビスコポーセレンエッチャント（9.5%フッ化水素酸）；モリムラ

ガラスセラミック内面処理に用いるフッ酸ゲル．取り扱いには十分に気を付ける必要がある

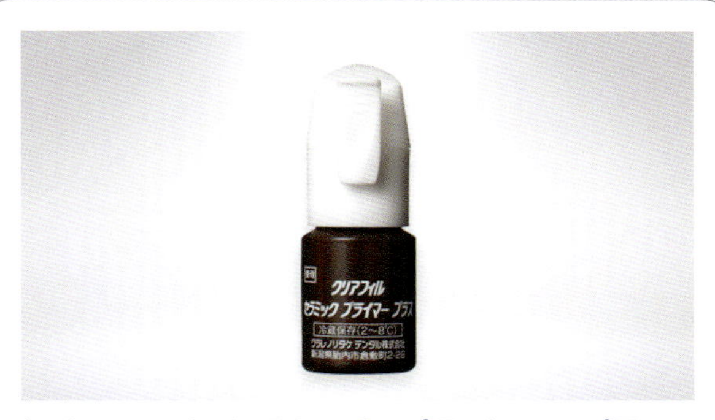

クリアフィル セラミック プライマー プラス；
クラレノリタケデンタル

歯科セラミックス用接着材料

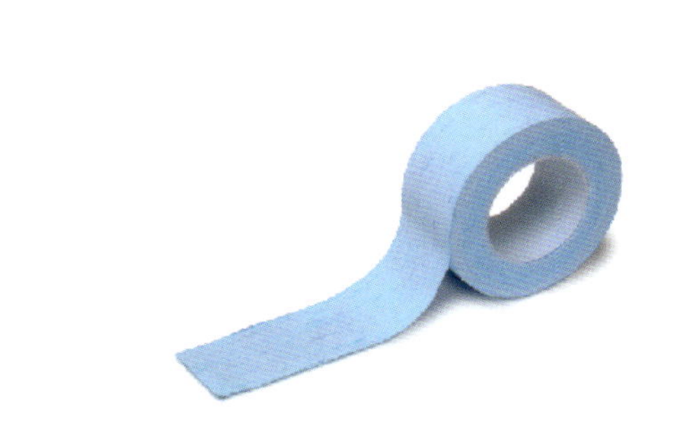

TDV アイソテープ；
モリムラ

隣在歯をコンタミネーションから保護するためのシールテープ

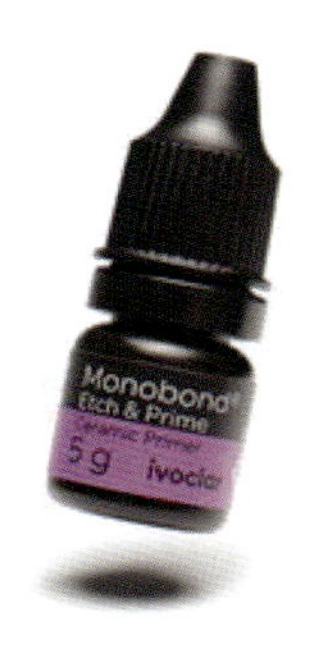

モノボンド エッチ & プライム；
Ivoclar Vivadent

歯科セラミックス用接着材料．ガラスセラミックの内面処理に用いることができる

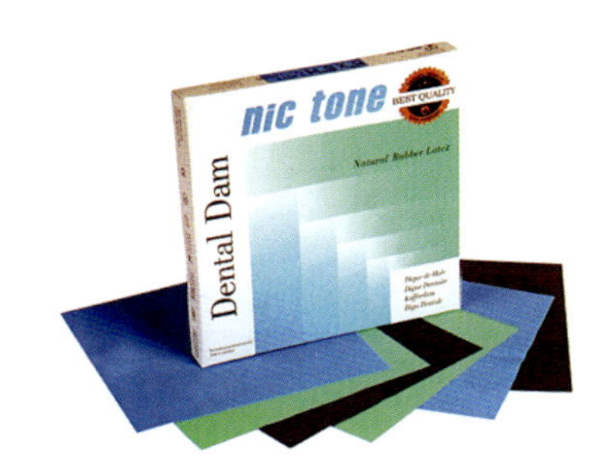

Nic tone ラバーダム；
モリムラ

薄く裂けにくいラバーダムで便利である

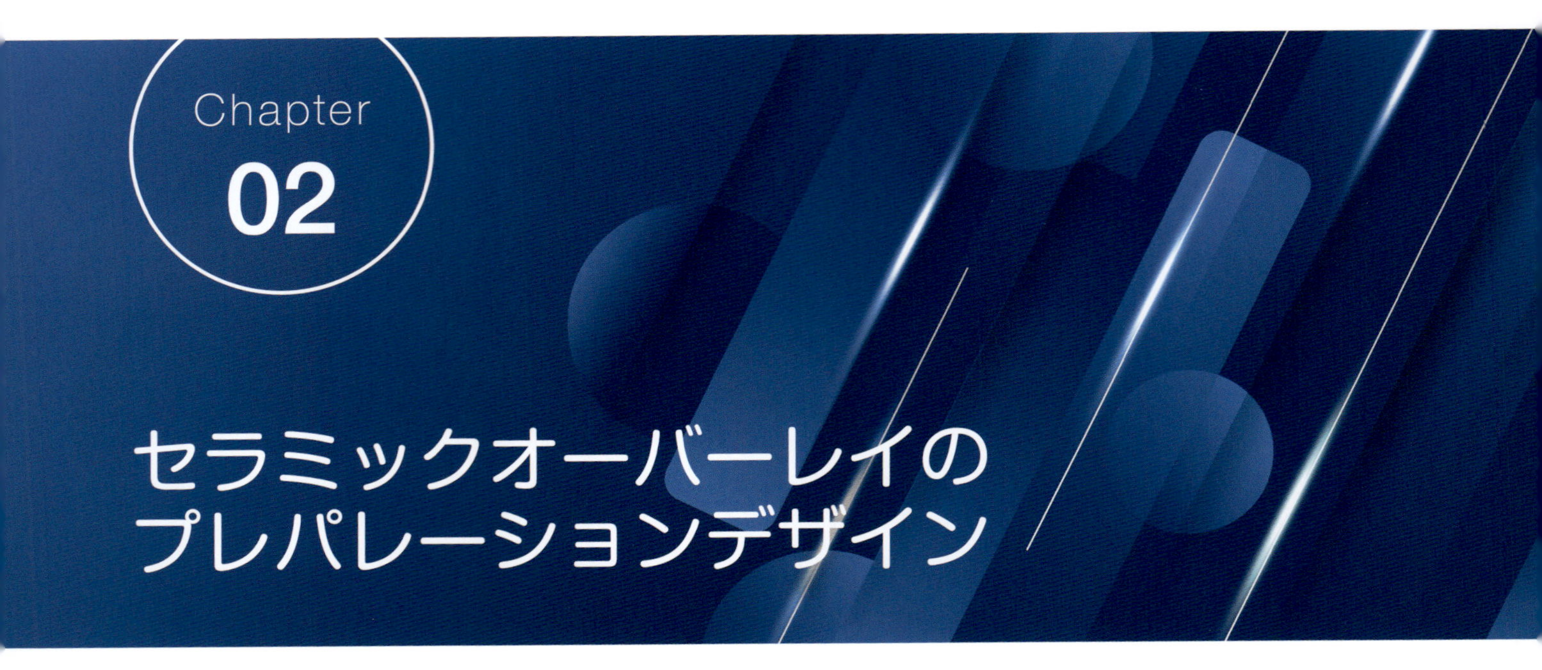

はじめに

フィニッシュラインを歯肉縁付近とするクラウンとは異なり，オーバーレイは咬合面を被覆するものの，軸面のフィニッシュラインは歯冠側に位置している．そのため，単純に考えて支台歯との被着表面積はクラウンよりも小さくなっている．それでも脱離や破損といったトラブルがほとんどなく，良好な経過を達成可能な理由には，大きく2つの重要事項があると筆者は考えている．1つは構造力学的に安定したプレパレーションデザインを有していること，もう1つは適切な接着操作による強固な維持が得られていることである．

後者の接着操作に関しては次章以降で述べるとして，本章ではそのプレパレーションデザインについて解説する．

＊　＊　＊

プレパレーションデザインの解説に移る前に，その適応症について再度考えてみたい．前章で，オーバーレイの適応症は「咬合面の被覆＝クラウン補綴を考えるとき」であると述べた．なぜならクラウン治療と同等の機能をもち，クラウン補綴以上に残存歯質を温存できる治療がオーバーレイ治療であり，安易にクラウン治療へと進まずに歯質を温存できる点にこそオーバーレイ治療の価値があるからである．

それでは，どのような場合にクラウン補綴＝咬合面被覆を行うのか，歯質削除量と歯の剛性という観点からも掘り下げてみたい．

歯質は削除量が増えるに従い，その剛性を失っていく．特に窩洞が深くなる，イスムスの幅が広くなる，辺縁隆線が失われるときに破壊強度が大きく減少してしまう．Reehら[1]はイスムスが広く，深いMOD窩洞では，健全歯と比較して耐破壊強度が59〜76％低下すると述べている（図1）．

またGonzález-Lópezら[2]は，MOD窩洞を備えた小臼歯に150Nほどの咬合荷重を加えると，頬舌側の咬頭頂が114〜179μm広がることを記録した．これらはコンポジットレジン（CR）修復後であっても，7〜9μmの偏位が測定された（図2）．

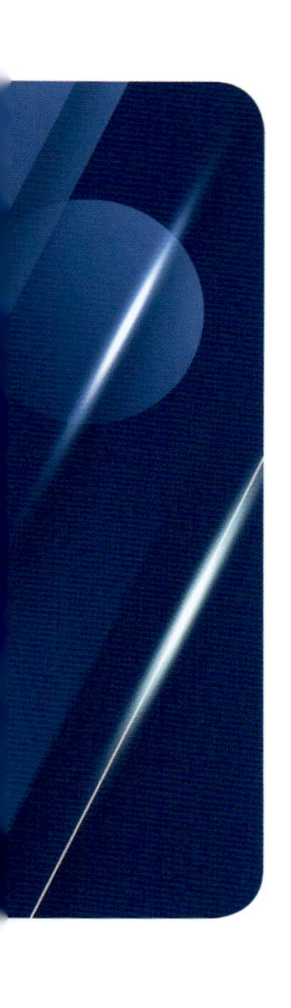

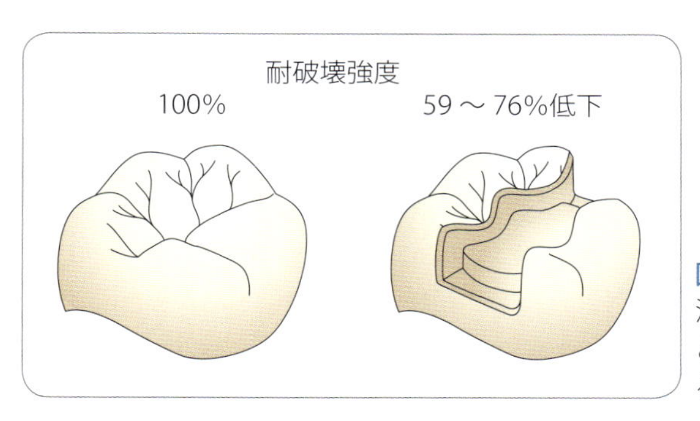

図1　イスムスが広く，深いMOD窩洞を形成し，近遠心の辺縁隆線を失うと，耐破壊強度が59～76%も低下する

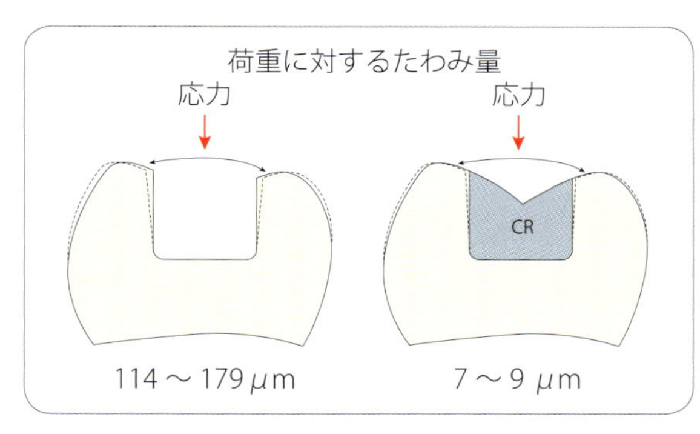

図2　MOD形成された小臼歯に咬合面から応力を加えると，歯は変形し，両咬頭頂は互いに離れる．同部をCRで修復したとしても元の剛性には戻らない

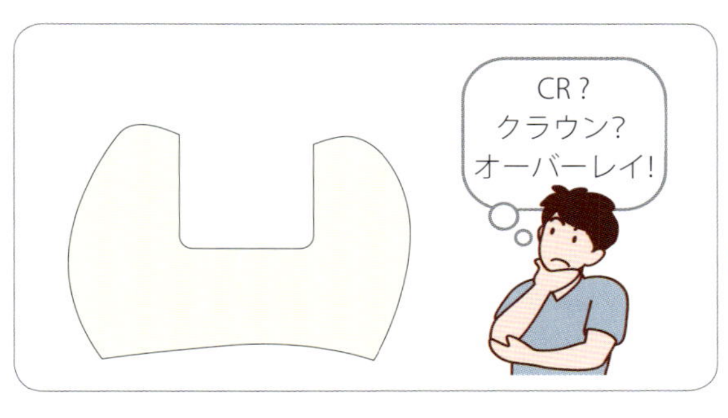

図3　大きな歯質欠損があり，将来歯の破折の可能性が危惧される場合には，オーバーレイを治療選択に含めてもよいだろう

ここで例としてあげたのはMOD窩洞であるが，要するに近遠心の辺縁隆線を失うことは，臼歯の剛性を大きく損なってしまうこととなる．そのような剛性を失った窩洞へCRやインレーといった内側性の修復を行うと，咬合面にかかる応力によって，歯を頬舌的にたわませる引張応力が発生してしまう．その応力は歯や修復物自体にはもちろん，歯質との接着界面にもストレスを与えることが予想される．MOD窩洞であっても，窩洞がそれほど深くなくイスムスの幅も狭ければ，CRやインレーなどの内側性の修復を行うこともありうるが，ある一定以上の大きさの窩洞となると，内側性の修復を行っても元どおりの剛性に戻すことは難しいため，窩洞の大きさによっては内側性修復を適応するかどうか一考の余地がある．

前章で述べたとおり，一時の歯質温存が最優先なのではなく，将来にわたってその歯が高い確率できちんと保存されていることが重要である．したがって大きなMOD窩洞だけでなく，咬合力によって歯の変形，ひいては致命的な破折を引き起こす可能性のある歯に対しては，咬合面を被覆しておいたほうが，後のトラブルを回避する意味で安全と言えるかもしれない．そのような場合に，筆者はオーバーレイ治療を適応する（図3）．

Chapter 02

プレパレーションデザインについて

オーバーレイのプレパレーションデザインを考えるうえで大切なことは，従来の維持形態の概念を一度，頭の中からすべて捨て去ることである．この補綴装置は100%，維持を接着力のみに依存する補綴装置であることから，考え方を従来から「パラダイムシフト」させる必要がある．これを踏まえて，実際の形成について述べてみたい．

オーバーレイの形成について述べた文献は多々ある．しかしそのデザインについて，こうあるべきとする明文化された共通の認識や指標は，本邦を含めて本書執筆時点でいまだないようであるが，求める形態についてはある程度近似しているようだ．そこで，プレパレーションデザインにおいては咬合面，頬舌側面，近遠心面に分けて考えてみたい．

1. 咬合面のプレパレーションデザイン

咬合面の形成では，使用する材料が必要とする厚み分だけ削合することができれば理想的である．ここでいう「使用する材料」とは，セラミックだけでなくコンポジットレジン系の材料も含む．またセラミックであってもシリカ系セラミックだけでなく，ノンシリカ系のジルコニアを用いることもあるだろう．選択する材料によって必要とする厚みに差が生じるが，ここではエナメル質と同等の摩耗挙動を示し[3]，研究論文の数も多い，シリカ系材料である二ケイ酸リチウム（IPS e.max．Ivoclar Vivadent）を用いたオーバーレイをもとに，プレパレーションデザインを考えてみたい．

IPS e.max がオーバーレイ形成において咬合面に必要とする厚みについて調べると，咬合面の削除量は文献によって少しずつ差がある．メーカーの推奨値では，咬合面ベニアとして用いる場合，最低1.0 mmの厚みを確保するよう推奨している（図4）．はたしてその厚みで，臼歯に高度な咬耗や摩耗の存在がある患者にまで対応できるのだろうか．

Edelhoff ら[4]は，IPS e.max プレスで製作されたオーバーレイ 103 個を重度な歯の摩耗患者に適応し，5 年から最大 11 年間（中央値 約 8 年）その予後を追ったところ，生存率は100%であったと示している．マージン部の変色と 1 本のみクラックがあったが，特筆すべきは「脱離は 1 本もなかった」ということであった（図5）．その際の最も薄い厚みは 1 mm であったと報告している．

それでは，1.0 mm 以下の厚みで製作するとどのような挙動を示すのだろうか？ Spitznagel ら[5]は，IPS e.max キャドを部分被覆冠として，0.5 mm と 1.0 mm の厚みでそれぞれ 12 個ずつサンプルを用意して，実験室で耐荷重試験を行ったところ，1.0 mm のものはすべて生存したが，0.5 mm のもので 1 個破折が生じたと報告している（それでも同様の厚みで製作されたクラウンよりも，破折率は有意に低かった）．

このように，あまりにも薄くなると材料自体の物性が低下し，破折を招く危険性もある．メーカー推奨値の 1.0 mm 以下の厚みにすることも可能ではあるが，破折リスクが生じるだけでなく，裂溝の付与を始めとした形態付与を行うスペースも乏しくなるため，技工サイドにも負担をかけてしまうだろう．よって筆者は基本的には余裕をもって 1.0 〜 1.5 mm の咬合面削除量を確保するようにしている．この厚みにしてからは，破折を伴うトラブルに見舞われることはなくなった．それ以下の厚みを適応することは，筆者の場合，咬合挙上を検討するときくらいである．

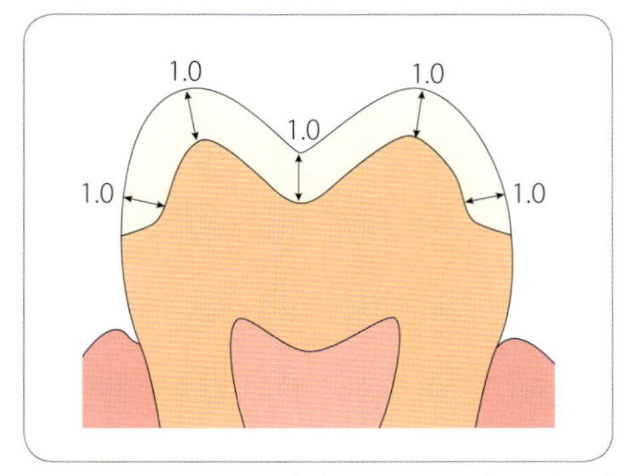

図4　IPS e.max の咬合面ベニア応用時におけるメーカー推奨のリダクション量は 1.0 mm とされている（Ivoclar Vivadent 社ホームページより）

観察対象：重度咬耗症を有する７名に
IPS e.max プレスを用いて
補綴した 103 の補綴装置
観察期間：5 ～ 11 年（中央値 約 8 年）
生存率：100%
「脱離は 1 本もなかった」

図5　この文献がすべてではないが，重度咬耗症を有する患者にオーバーレイを適応しても良好な予後の期待が示唆される結果となった（Edelhoff ら，2019[4] をもとに作成）

2．咬合面の支台歯形成の実際

それでは実際の咬合面の形成について述べる．前述の 1.0 ～ 1.5 mm 程度の厚みで咬合面を均一に削除できると理想的である．この際便利なバーがプレップマーカーである（図 6）．このバーは先端だけにダイヤモンドバーが付与されているため，削除量に応じてバーが沈み込む位置まで削除すればよい．数本のグルーブ形成を咬合面に行い，それらを繋いでいくと，結果として解剖学的形態に準じて均一に縮小するような形成を得ることができる．

咬合面形成のポイントは，「顕著な凹凸や線角，点角がなく，滑らかな形態を維持すること」である．Kim ら[6] が *in vitro* で実証したように，それによって補綴装置の適合を向上させることが可能となり，補綴装置内面へ部分的に応力が集中することを避けることができる（破折の防止）．

また，適合が向上するほど，接着セメント層の厚みも薄く，そのフローも良くなるため，装着時の浮き上がりを防ぎ，与えようと意図した咬合もより正確となる．

ちなみにどの程度の適合精度を求めればよいかについての統一見解はないものの，一般的なレジンセメントを用いる場合，その性能を最も発揮できる厚みについて，Molin ら[7] や Silva ら[8] は 50 ～ 100 μm と提唱している．加えて被着面が丸みを帯びた平面となることで，C-ファクターも有利に働き，他の複雑な窩洞形態と比較して，接着材の重合収縮応力をも減じることができる．

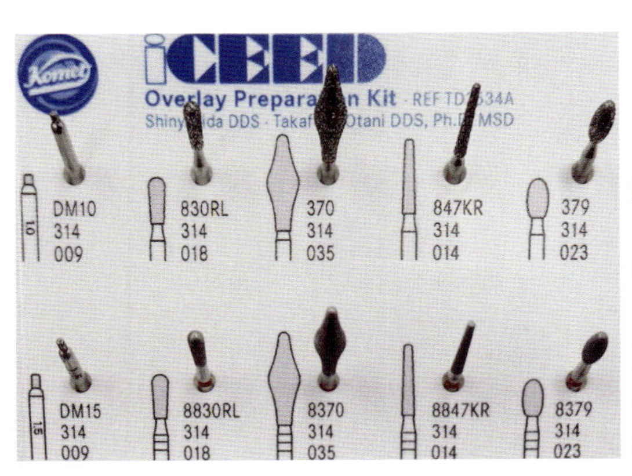

図6　筆者と大谷恭史氏（大阪府開業）とで組んだオーバーレイ用のバーキット．向かって左側に位置するバーがプレップマーカーで，1.0 mm と 1.5 mm とを用意してある（モモセ歯科商会：Komet）

そうしてできたプレップマージン辺縁は，すべてエナメル質に位置していることが重要である．そうすることで，信頼性のある歯質との高い接着強さを得ることができる．さらにマージン部のエナメル質を斜めに削合し，エナメル小柱の横断面が露出するようにしておくことで，最大限の接着強度を得ることが可能となる[9]．

3. フィニッシュラインの形態について

それでは，エナメル質を斜めに削合する際のフィニッシュ形態としては，どのような形態がよいだろうか？ Ferrarisら[10]は，フィニッシュラインの形態をバットジョイント，縁上ショルダー，ベベルとした3つの模型を製作し，IPS e.maxキャドを用いたオーバーレイクラウンをそれぞれの模型に同様のプロトコルにて接着して，破壊強度試験を行った．どの形態もクラウンと比較して破壊強度が高いことが示されたが，なかでも全周ベベル形態としたものが最も高い破壊強度を示していた（図7）．

エナメル質におけるプレップマージンを斜めに削合することは，接着強度だけではなく，実は構造力学的にも利点がある．Politanoら[11]は，咬合負荷がかかった際に全周ベベル形成があることで，機能時の応力が歯の周縁部から中心部へと向かうため，歯根の長軸に沿って負荷をよりよく分散させることができると述べている．このプレパレーションデザインとすることで引張応力が生じにくくなることも有利な点である（図8）．

したがって，プレパレーションデザインにおいて，理想的にはエナメル質全周にベベルを付与できると望ましい．しかし頬舌側は問題ないが，近遠心側では一考の余地がある．隣在歯との歯根間距離が正常であり，コンタクト下部鼓形空隙に適正なスペースがあれば，ベベル付与を行っても問題はないが，隣在歯との歯根間距離が近く，コンタクトが広い面接触をしている場合にベベル付与を行うと，コンタクト相当エリアにプレップマージンが来ることとなり，清掃性の観点から若干の不安を感じる．

このような場合に筆者は，近遠心の辺縁隆線部には明瞭なベベル付与を行わないこともある．具体的には，天然歯コンタクトの範囲内には切削介入を行わず，コンタクト部から咬合面辺縁隆線部にかけての上部鼓形空隙の範囲内にプレップマージンを位置させるようにしている．当然，同部におけるセラミックの厚みを1.0〜1.5 mm獲得しようとすると，対合関係によっては適切なクリアランスが確保できず，同部の補綴装置の厚みがそれ以下となってしまう場合もある（図9）．

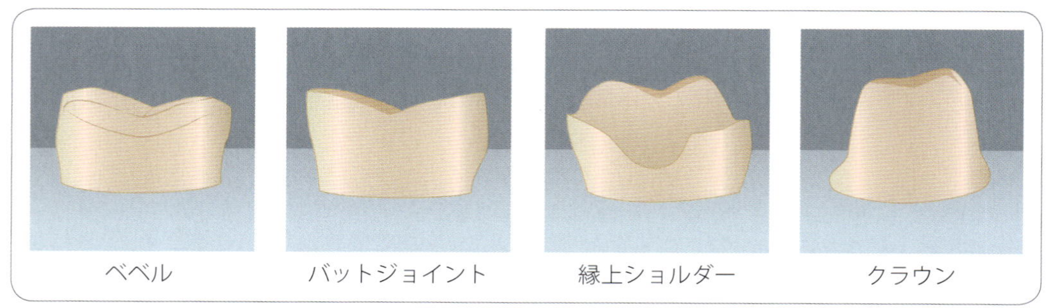

図7 Ferrarisらはクラウンと，フィニッシュ形態の異なる種々のオーバーレイとの破壊強度の差を比較した．すべてのオーバーレイはクラウンと比較して破壊強度に差はなく，むしろクラウンよりも勝る結果であった．なかでも全周ベベル形成で最も高い破壊強度を示した（Ferraris，2021[10]をもとに作成）

すべての症例で適応されうるわけではないが，Ferraris[10]の提唱する「リッジアップ型」と称されるこのマージン形態であっても，現在のところほぼすべての症例で問題なく推移している（図10）．

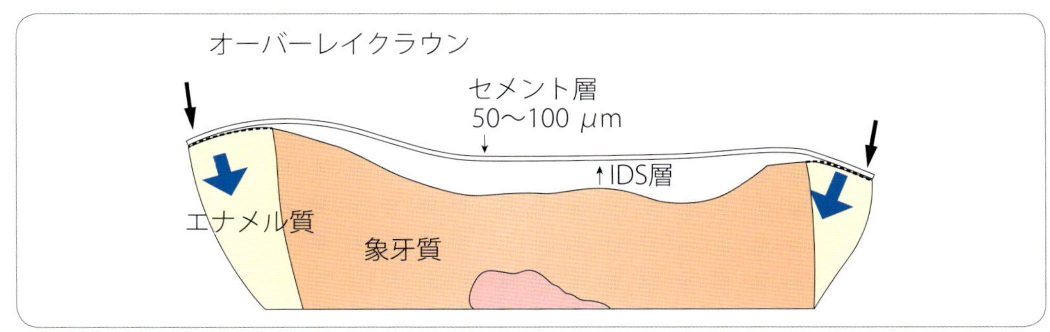

図8　ベベル付与を行うことは接着強度の向上に繋がるだけでなく，咬合力を内側への圧縮応力のみに変換することが可能となるため，力学的にも有利である（Politanoら，2018[11]をもとに作成）

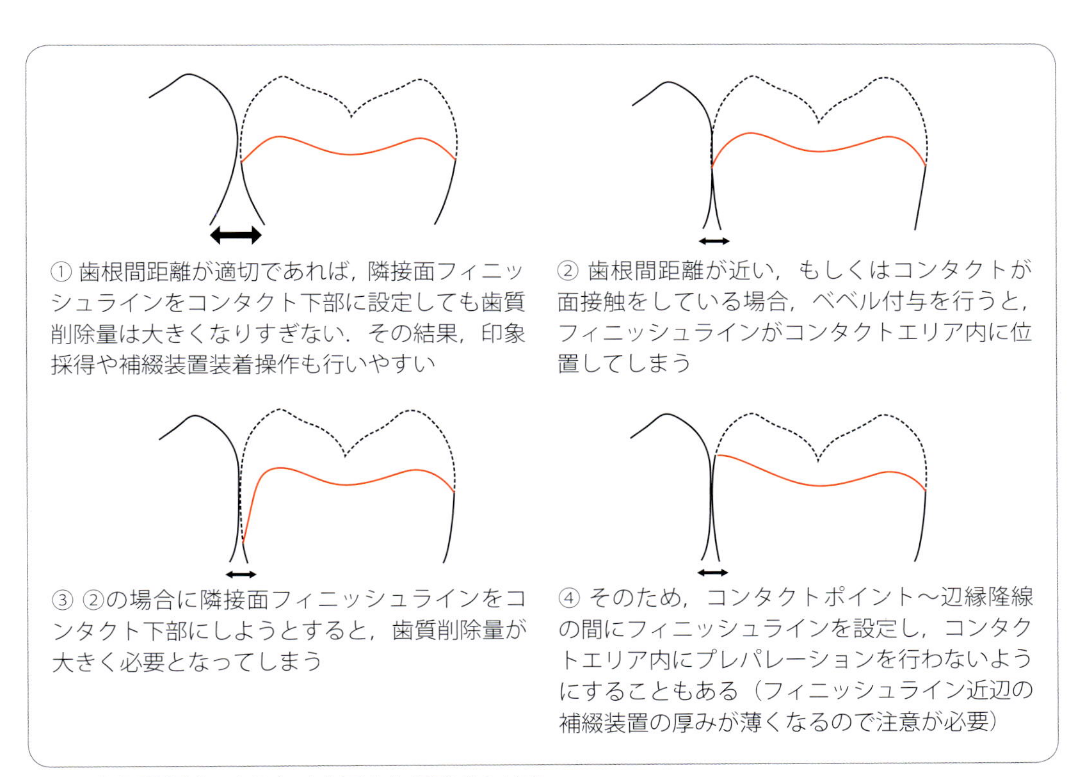

図9　歯根間距離に応じた咬合面支台歯形成の対応

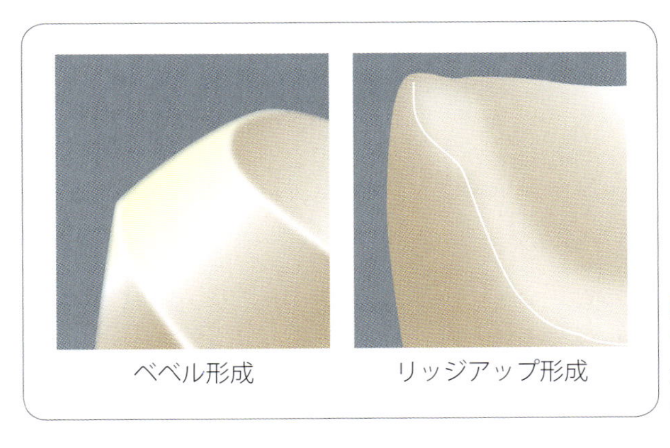

図10　筆者は，近遠心側のフィニッシュラインでは本図に示す2つの形態を使い分けている（Ferrarisら，2021[10]をもとに作成）

支台歯形成のステップ

下顎第一大臼歯を例に，模型を用いたプレパレーションをステップごとに解説する（図 11 ～ 20）．

まず咬合面の削除を行う．1.0 ～ 1.5 mm を適切な削除量とする文献が多いため，ここでは 1.5 mm のプレップマーカーを用いて，咬合面に複数のガイドグルーブを設ける．裂溝の深いところと，隆線の膨らんだボリュームのあるところと，咬合面に高低差がある部位それぞれにリダクショングルーブを付与する（最初は 1.5 mm の十分なクリアランスでプレパレーションを行い，術者，歯科技工士ともに慣れてきたら 1.0 mm のクリアランスにしていけばよいと考える）．

グルーブが形成できたら，それぞれを繋いでいく．これで咬合面を均一に，逆屋根型に削除することができた．続いて頬側，舌側のフィニッシュラインはバットジョイントではなく，前述したようにベベル形態にてエナメル質を斜めにカットすることで，接着強度を向上し，機能時の応力が内側に向くようにする．

近遠心も同様に斜めにベベル付与を行うが，隣在歯を傷つけないような配慮が必要となる．片側のみダイヤモンドコーティングされた超音波チップを使うと便利である．それらのチップを有しておらず，回転切削器具を用いるのであれば，細いナイフエッジのバーを用いて斜めにコンタクトを抜くように削合するとよい．筆者はシャンク部が短く，取り回しのしやすい，コメット社のモスキートバーを好んで使用している（ただし本来の用途ではない）．

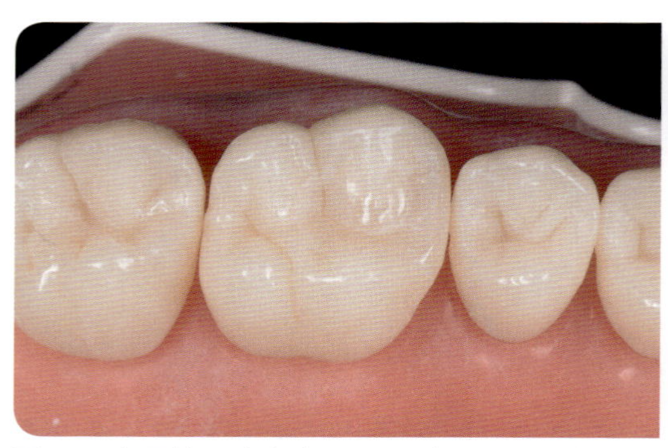

図 11　上顎第一大臼歯にオーバーレイ形成を行う

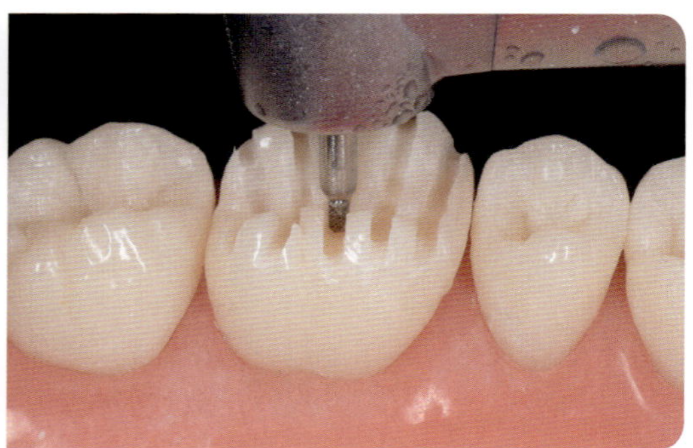

図 12　1.5 mm のプレップマーカーを用いてガイドグルーブを形成する

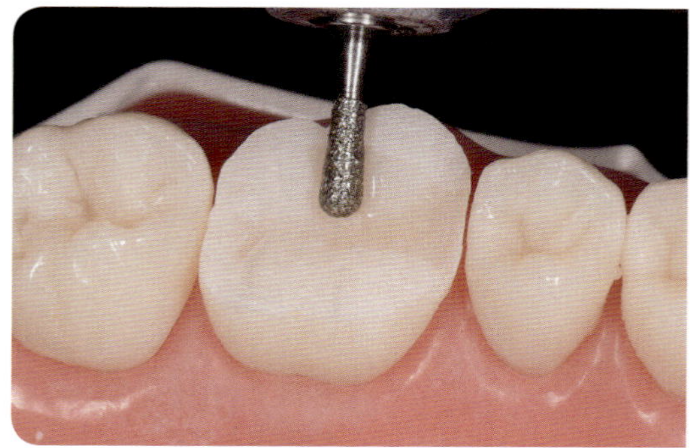

図 13　それぞれのグルーブを繋ぎ合わせる

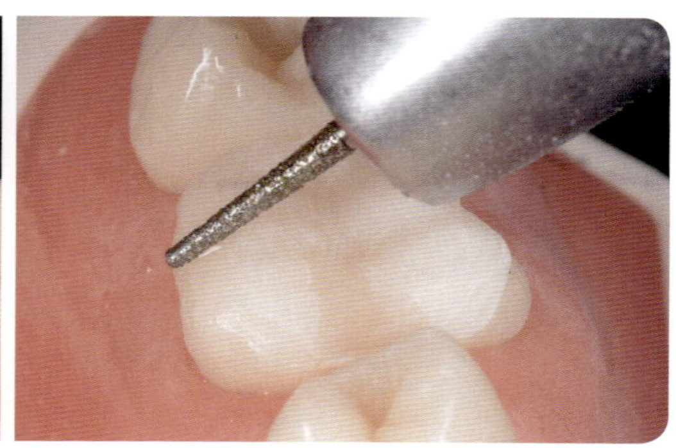

図 14　頬舌側のフィニッシュラインはエナメル質を斜めにカットするようなベベル形成を行う

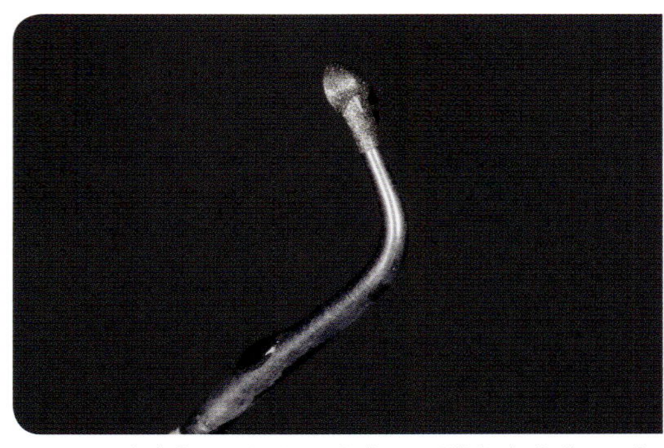

図 15　近遠心のベベル形成では隣在歯を傷つけないよう，片側だけダイヤモンドコーティングされた振動系のバーを用いると便利である

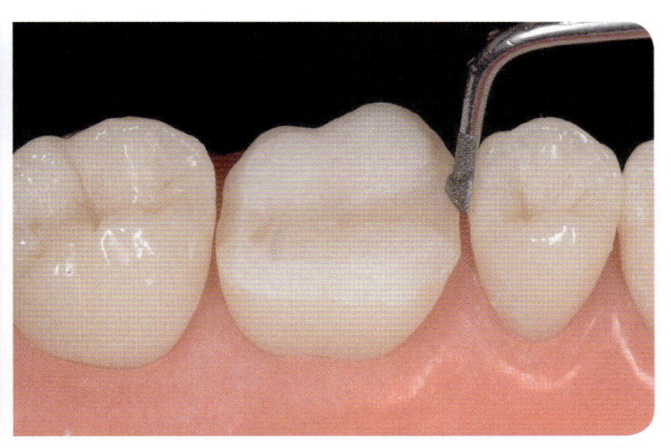

図 16　本図のように用いて近遠心にもベベル付与を行う

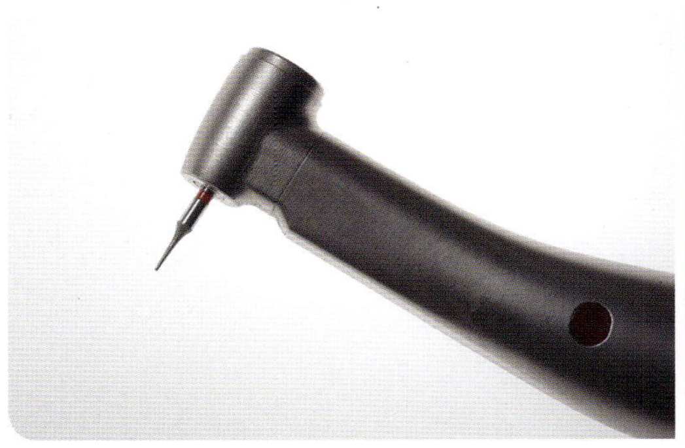

図 17　振動系のバーだけでなく，ナイフエッジ様の細いバーを用いて隣接面を形成することももちろん可能である

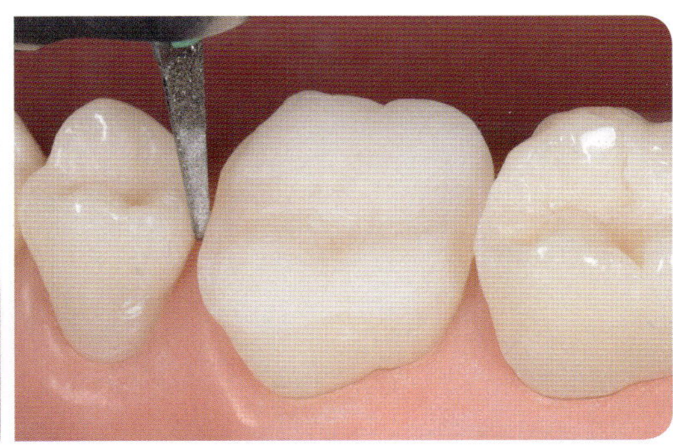

図 18　細かい段差の修正などはラミニアチップを用いると便利である

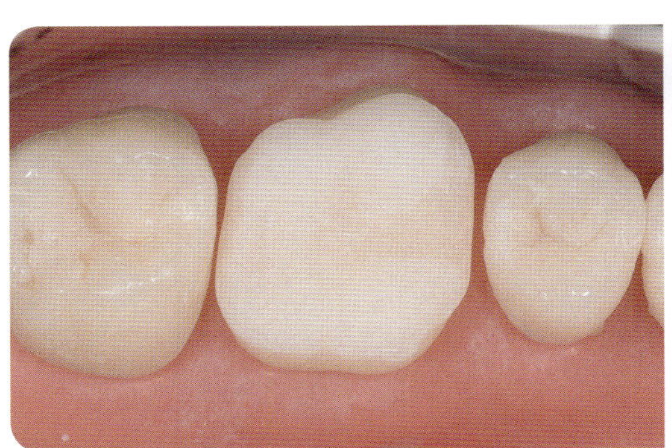

図 19　プレパレーションが終了した状態

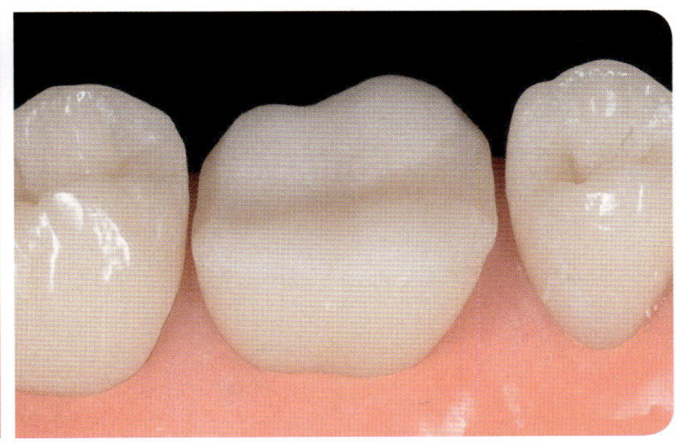

図 20　クラウンと比較して歯質を大きく温存することができた

これまで健全な歯質が温存されている歯をもとに，プレパレーションデザインについて述べた．しかし実際の臨床では広範なう蝕があったり，もともと大きな補綴装置が装着されていたりして，理想的な形態から形成を行えることのほうが少ない．往々にして近遠心の歯質が大きく失われていたり，フィニッシュラインが歯頸部近辺に位置していたりすることもある．そのような場合の対応について，ここでは臨床例を２例供覧したい．

Clinical Case 1

患者は「6|が欠けた」との主訴で来院された．近心隣接面～咬合面にかけて広範に不適切なCR修復がなされており，近心頬側部の歯質が破折したようであった．修復を考えるにあたって，咬合面の残存歯質が薄かったことから，さらなる破折を防ぐためにセラミックオーバーレイにて対応することとした．

近心は歯頚部まで歯質が失われていたので，フィニッシュラインはほぼ歯肉等縁，遠心は問題がなかったのでコンタクトを落とさないリッジアップ型とした．IDS（イミディエートデンティンシーリング）後，印象採得，セメンテーションと適切な処置を行うことで，残存歯質を多く温存した補綴修復が可能となった（1-1～1-5）（使用材料：IPS e.max プレス）．

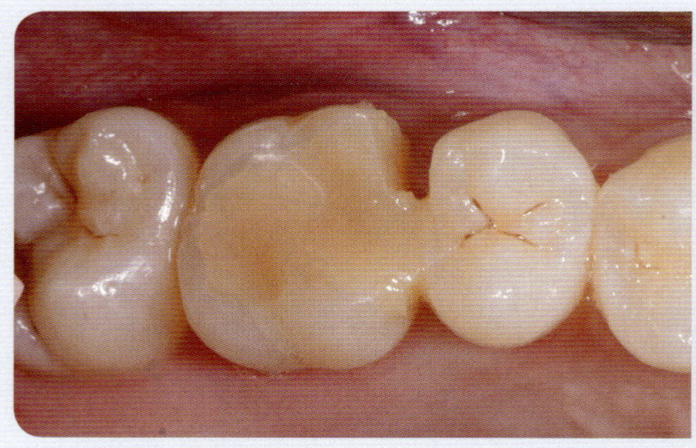

1-1　患者は 6| の頬側歯質が破折して来院された

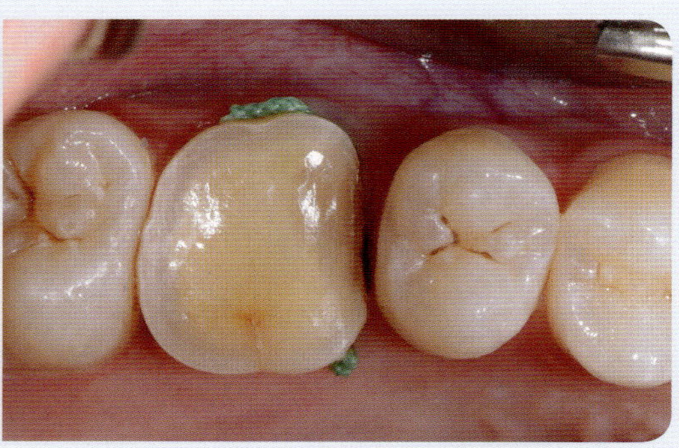

1-2　遠心はリッジアップ型，近心は歯肉等縁のフィニッシュラインとした

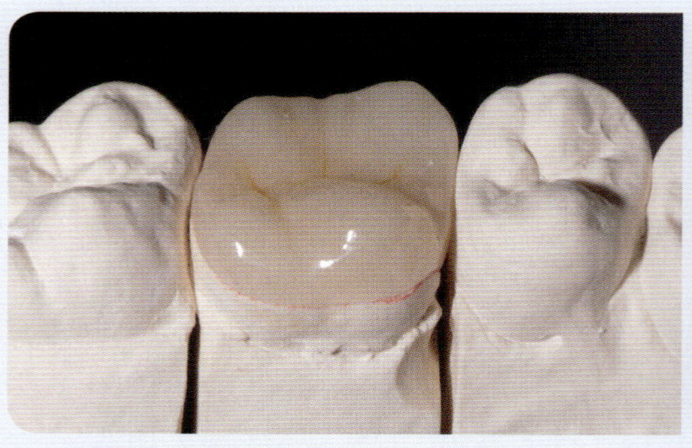

1-3　歯頚部歯質を温存したオーバーレイデザイン

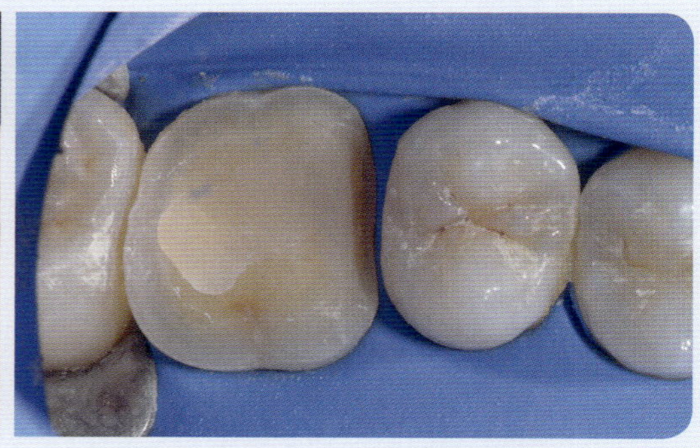

1-4　すべての接着操作に適切な防湿処置は必須である

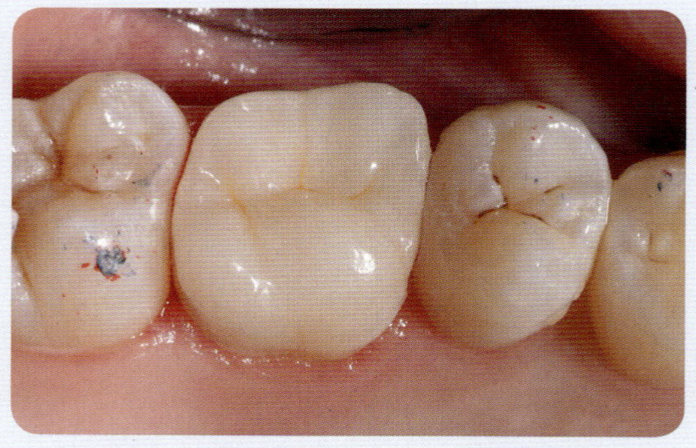

1-5　術直後の状態．クラウンと比較して歯頚部に歯質を多く温存することができた

Clinical Case 2

患者は「審美的な理由で 5| のメタルインレーを白くやりかえたい」との希望で来院された．近遠心の辺縁隆線が失われていること，咬合面の約半分ほどの歯質が失われていることから，内側性の修復ではなく，セラミックオーバーレイにて修復を行うこととした．小臼歯においてMODインレーを除去した後のプレパレーションデザインは，丸い屋根のような概形になる．

筆者の場合は特に，咬合面と隣接面との移行部を不鮮明にするがごとく，線角，点角を作らず応力集中しにくい緩やかなカーブを描く形成としている．適切なセメンテーションを行い，セラミックオーバーレイの接着を行った（2-1～2-6）（使用材料：イニシャル LiSi プレス．ジーシー）．

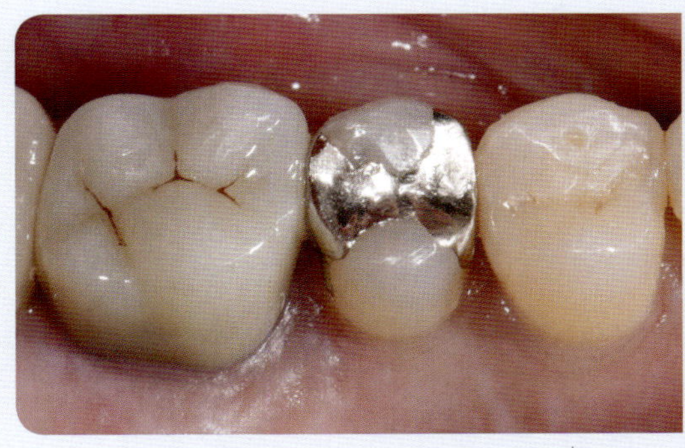

2-1　主訴は，正面からわずかに見える 5| のメタルインレーを白くしたいとのことであった

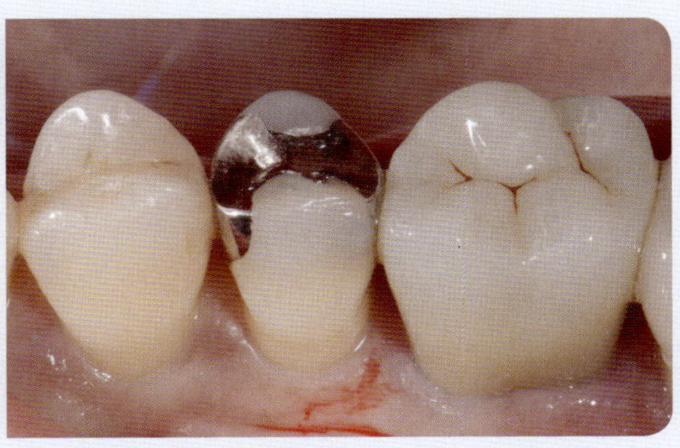

2-2　頬舌側軸面の歯質はふんだんに保存されているため，咬合面を被覆したセラミックオーバーレイにて対応することとした

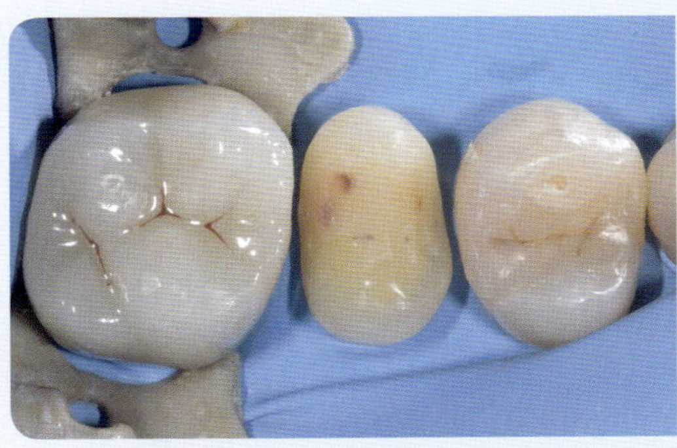

2-3　支台歯形成後の咬合面観．全周エナメル質マージンであることが重要である

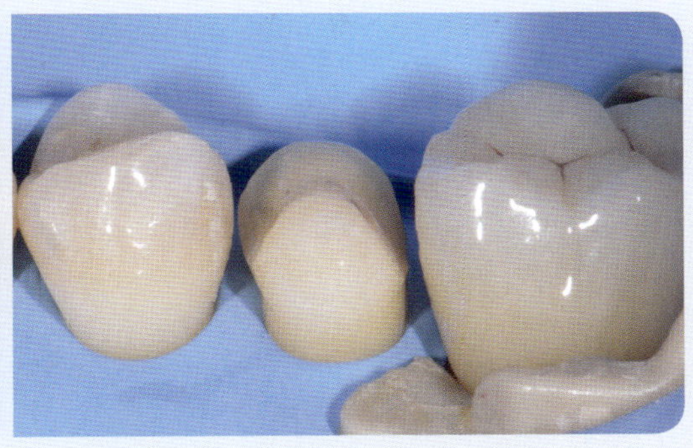

2-4　頬側面観．応力集中しやすい線角，点角を作らず緩やかなカーブ形態とする

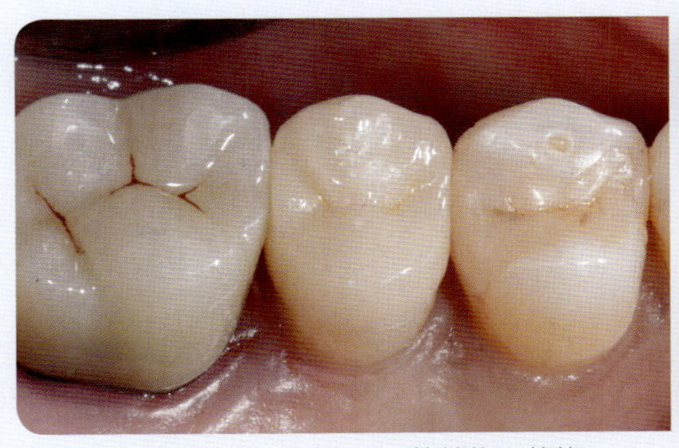

2-5　セラミックオーバーレイ装着後の状態

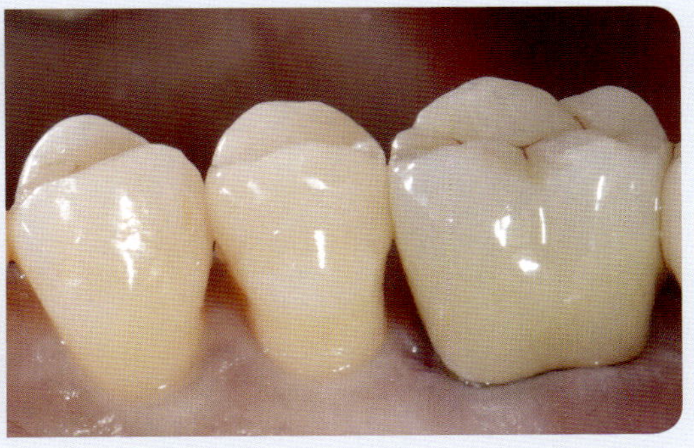

2-6　咬合面を被覆したものの，多くの健全歯質を温存することができた

まとめ

セラミックオーバーレイのプレパレーションデザインについて，臨床応用できるだけのエビデンスはすでに揃っていると筆者は感じている．しかしながら，現在の材料を用いた場合の長期予後経過については，まだまだ十分とはいえないかもしれない．とは言えこのプレパレーションは，慣れてしまえば時間もかからず，印象操作も簡便であり，患者だけでなく医院にとっても有益であるといえる．

文献

1) Reeh ES, et al. Reduction in tooth stiffness as a result of endodontic and restorative procedures. J Endod. 1989; 15(11): 512-516.
2) González-López S, et al. Effect of restorative procedures and occlusal loading on cuspal deflection. Oper Dent. 2006; 31(1): 33-38.
3) Rosentritt M, et al. Two-body wear of dental porcelain and substructure oxide ceramics. Clin Oral Investig. 2012; 16(3): 935-943.
4) Edelhoff D, et al. Clinical performance of occlusal onlays made of lithium disilicate ceramic in patients with severe tooth wear up to 11 years. Dent Mater. 2019; 35(9): 1319-1330.
5) Spitznagel FA, et al. Minimally invasive CAD/CAM lithium disilicate partial-coverage restorations show superior *in-vitro* fatigue performance than single crowns. J Esthet Restor Dent. 2024; 36(1): 94-106.
6) Kim JH, et al. Influence of preparation design on fit and ceramic thickness of CEREC 3 partial ceramic crowns after cementation. Acta Odontol Scand. 2015; 73(2): 107-113.
7) Molin MK, et al. Influence of film thickness on joint bend strength of a ceramic/resin composite joint. Dent Mater. 1996; 12(4): 245-249.
8) Silva NR, et al. Effect of water storage time and composite cement thickness on fatigue of a glass-ceramic trilayer system. J Biomed Mater Res B Appl Biomater. 2008; 84(1): 117-123.
9) Giannini M, et al. Ultimate tensile strength of tooth structures. Dent Mater. 2004; 20(4): 322-329.
10) Ferraris F, et al. Comparison of posterior indirect adhesive restorations (PIAR) with different preparations designs according to the adhesthetics classification. Int J Esthet Dent. 2021; 16(3): 262-279.
11) Politano G, et al. Nonretentive bonded ceramic partial crowns: concept and simplified protocol for long-lasting dental restorations. J Adhes Dent. 2018; 20(6): 495-510.

本書における使用材料リスト②

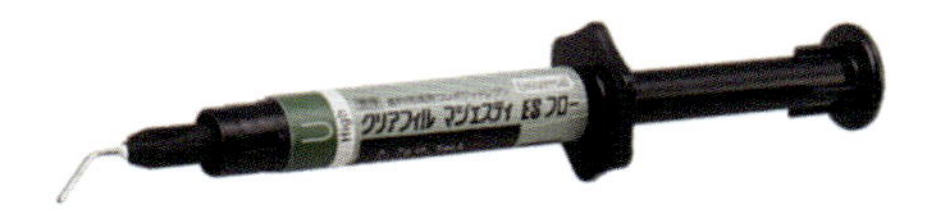

クリアフィル マジェスティ ES フロー ハイフロー U シェード；クラレノリタケデンタル

歯科充填用コンポジットレジン．レジンコーティングに用いる．薄く流れの良いハイフローがよい

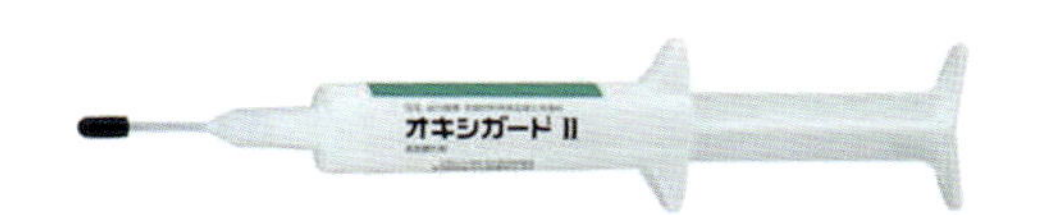

オキシガード II；
クラレノリタケデンタル

歯科接着・充填材料用表面硬化保護材．未重合の IDS 表層の重合を促進するために用いる

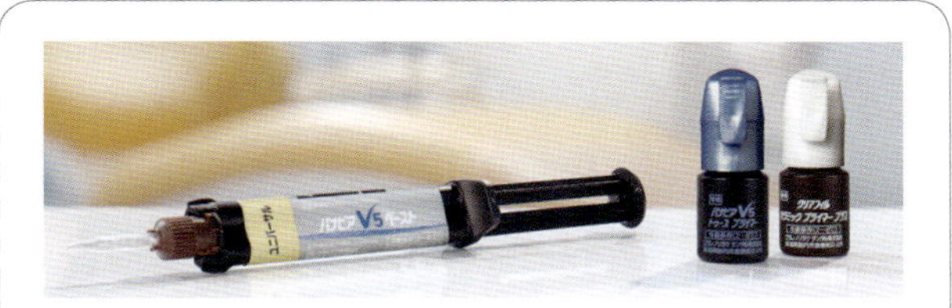

パナビア V5；
クラレノリタケデンタル

セット時に使用するレジンセメント

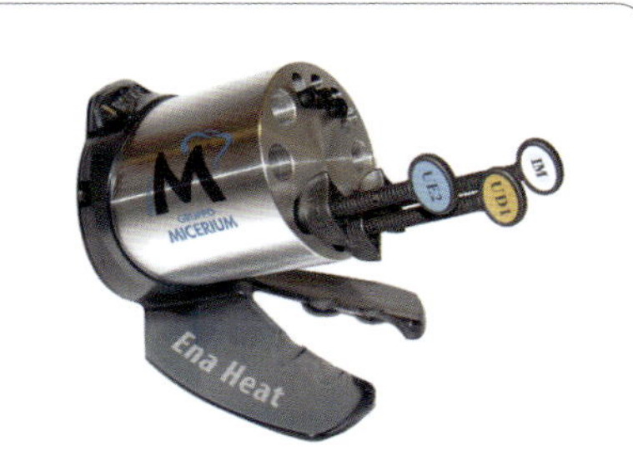

ENA ヒート；
フォレストワン

ペーストタイプのコンポジットレジンを加温軟化するためのヒーター

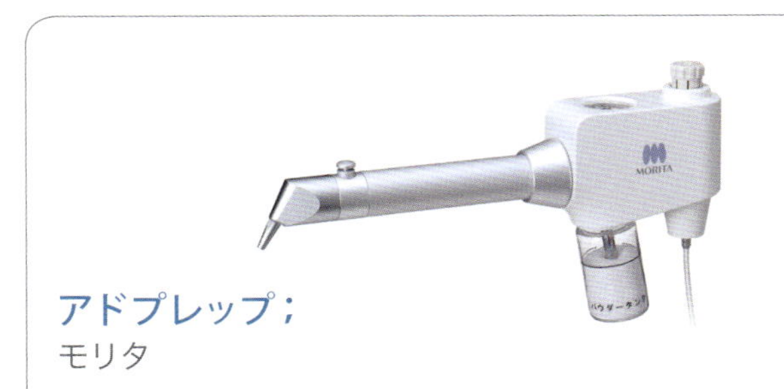

アドプレップ；
モリタ

チェアサイドで用いるサンドブラスター．噴射圧をダイヤルでコントロールできるため便利である

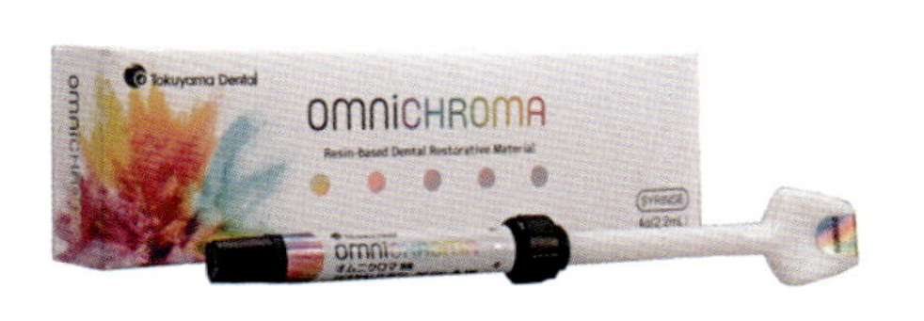

オムニクロマ；
トクヤマデンタル

セメンティングに用いるペーストタイプのコンポジットレジン

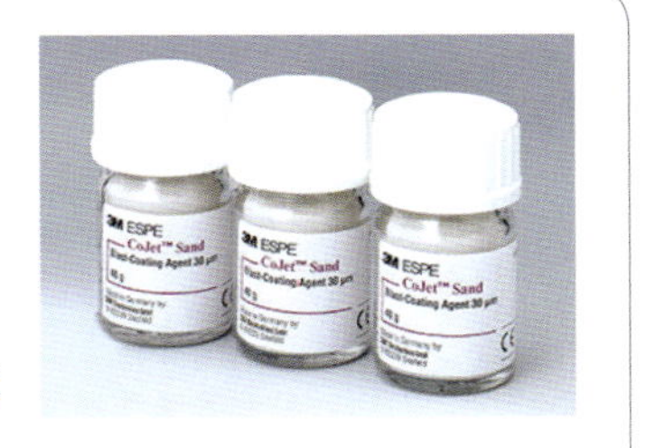

コジェット サンド；
3M ESPE

表面をシリカコーティングしたサンドブラスト粉末

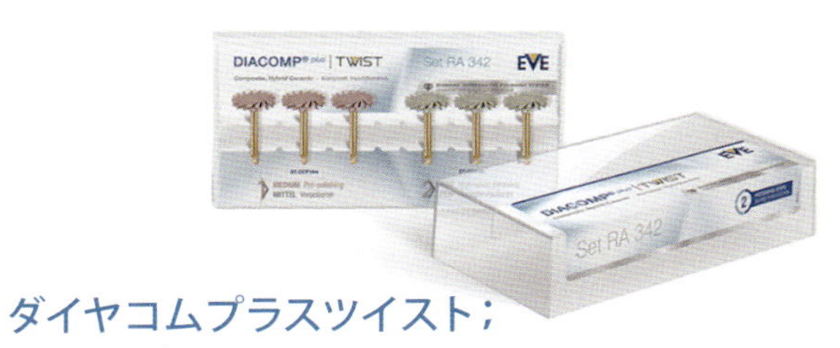

ダイヤコムプラスツイスト；
サンデンタル

歯科用ゴム製研磨材．歯質と補綴装置の移行部の研磨に用いる

Chapter 03

IDS（イミディエートデンティンシーリング）について

はじめに

セラミックを用いたオーバーレイ治療について述べる本書であるが，前章のプレパレーションに続いて，本章ではイミディエートデンティンシーリング（Immediate Dentin Sealing. 以下，IDS）について解説する．明確な維持形態をもたないこの補綴装置は，維持力を100%接着技術に求める．そこで重要となる操作が印象採得前のIDSである（図1，2）．

IDSの手技自体は特別なことでもないが，それがもたらす恩恵は非常に大きいとされる．よって本章では具体的な手技の解説にとどまらず，IDSに関する多くの文献を参照し，その科学的背景と臨床的意義を深く掘り下げる内容としたい．

IDSとは

IDSとは文字通り，プレパレーションが終わった直後に，支台歯上に露出した象牙質

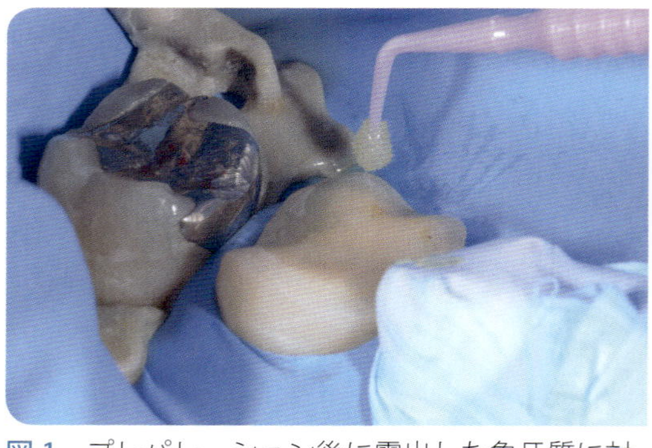

図1　プレパレーション後に露出した象牙質に対してボンディング材を塗布する様子

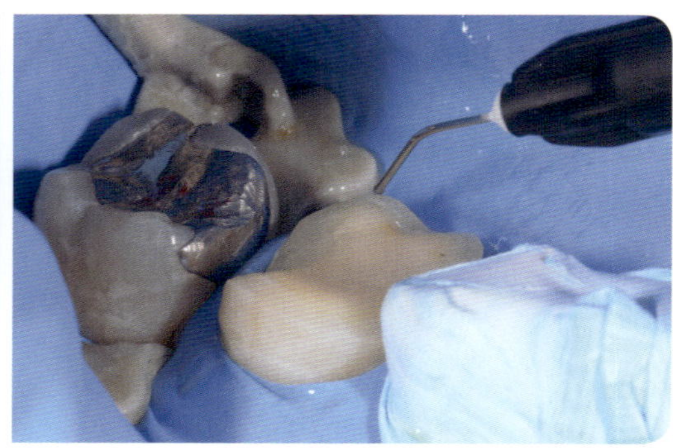

図2　ボンド層の上からハイフロータイプのコンポジットレジンを薄く塗布する（極力厚みが出ないように薄く広げるイメージ）．IDSを行うことでさまざまな恩恵を享受することが可能である

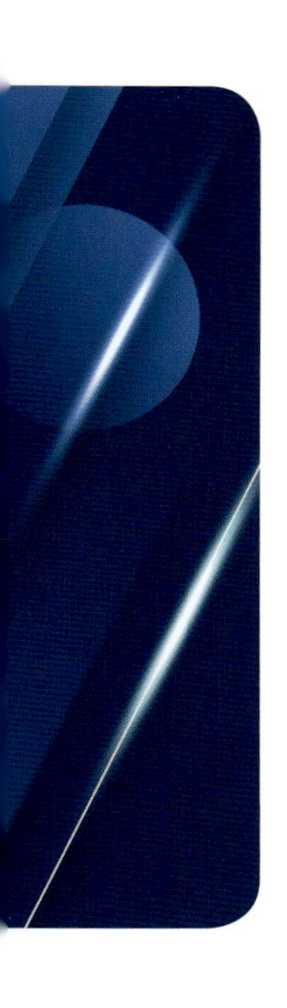

面に対してボンディング材を塗布することで，象牙質を物理的に外界から封鎖遮断する操作を指す．IDS を行うことで，以下の効果を期待することができる（図3）．

1．象牙質表面の汚染軽減

印象採得から次回最終補綴装置装着までの期間における象牙質表面は，唾液や口腔内細菌，血液や他の組織液などによって汚染をうける．これらは機械的な歯面清掃では除去できず，仮封やプロビジョナルレストレーションを装着していても防ぐことはできない．表面の汚染された象牙質はボンディング材の浸透が不十分になるだけでなく，二次う蝕のリスクにもなる．また細菌が表面だけでなく象牙細管内にも浸透することで，象牙質接着強度の低下を招くと考えられている．

2．知覚過敏の軽減

露出した直後の象牙質面にボンディング材を塗布することによって象牙細管の封鎖を促すため，象牙質知覚過敏症を抑える効果がある．

3．ギャップ形成の軽減

象牙質は湿潤環境を必要とする組織である．印象採得時や仮封材の適用などで過度な乾燥を行うと，象牙質表面に微小な変形や収縮が起こることがある．この変形は補綴装置装着時の接着面の不均一性やギャップ形成につながる．IDS を行うことで象牙質の湿潤環境を保持し，過度な乾燥や収縮のリスクを防ぎ，象牙質自体の寸法安定性を維持することができる．その結果としてギャップ形成の少ない補綴装置装着が可能となる．最終補綴装置装着後に微小漏洩試験を行ったところ，IDS を施したほうが，漏洩が少なかったという報告もある．

4．接着強度の増大

IDS の有無が接着強度に有意な差をもたらすことを示す報告が多数存在する（後述）．

IDS によって上記の効果を獲得し，維持形態のないオーバーレイが強固に支台歯と接着されることとなる．それぞれについて裏付けとなる文献を次項より紐解いていくが，実際にはボンディング材を塗布するだけではなく，その上にフロアブルコンポジットレジン（フロアブル CR）を薄く一層充填する，いわゆるレジンコーティング法（以下，RC）が推奨される．

- 象牙質表面の汚染軽減
- 知覚過敏の軽減
- ギャップ形成の軽減
- 接着強度の増大

図3　IDS を行うことで，図示する効果を得ることができる

IDS のエビデンス

1. IDS の有効性を確認した諸論文

IDS に関する文献は 1990 年代頃から報告されており，当時の文献を紐解くと，いくつかの重要な研究が IDS の効果を示唆している．

まず，Pashley ら[1] はフルクラウン形成を施した支台歯を用いて，IDS として種々のボンディング材を適用した研究を行った．これらの支台歯に鋳造修復物をセメント合着し，微小漏洩の差を比較した結果，ボンディング材の種類によって微小漏洩の程度には差があるものの，ボンディング材を塗布したほうが最終補綴装置装着後の微小漏洩が軽減されることを確認した．さらに，これが歯髄保護につながる可能性についても言及している．

Paul ら[2] は，印象採得から最終補綴装置装着までの間に使用される暫間修復物の仮着セメントが象牙質の接着強度に悪影響を及ぼすことを示した．そのうえで，最終補綴装置装着前だけでなく，印象採得前にも IDS としてボンディング材を塗布することで仮着セメントの影響を軽減し，象牙質の接着強度を向上させる効果を確認した．

Cagidiaco ら[3] は，ラミネートベニア形成後に露出した象牙質に対し，プライマー処理を行ったグループと何も行わなかったコントロール群に分け，4 日後に抜歯して比較観察を行った．その結果，コントロール群では象牙質への細菌侵入が確認されたが，プライマー処理を行ったグループでは細菌侵入が認められなかったと報告している．

Jayasooriya ら[4] は抜去された 10 本の小臼歯に MOD 窩洞を形成し，テスト群には IDS および RC を施し，コントロール群には何も処置を行わず，それぞれに CR インレーを同じセメントで接着して界面のギャップ形成を観察した．その結果，IDS + RC を行ったテスト群では，コントロール群よりも有意にギャップ形成が少ないことが明らかとなった．

このように IDS を行うことで象牙質接着にプラスの影響があると考えられていたなか，2005 年に Magne[5] は間接修復における象牙質接着の概念を再評価した．

彼は 30 本以上の関連論文をレビューし，印象採得前に IDS を実施することで以下の効果が *in vitro* 研究から示されていると発表した：象牙質接着強度の向上，ギャップ形成の減少，細菌汚染の軽減，そして知覚過敏の減少である．

このように，プレパレーション後に露出した象牙質表面に対し，印象採得前に速やかに IDS を行うことは臨床的に有益である可能性が示唆され，以後，臨床応用が進められた．Breemer ら[6] は抜去歯に MOD インレー形成を行い，IDS を行ったグループと行わなかったグループに分けて，IPS e.max（Ivoclar Vivadent）を同一条件でセメント接着した後，破壊試験を実施．その結果，IDS グループのほうが有意に高い破壊強度を示したことを報告している（表）．

Carlineら[7] は2008～2018年にIPS e.maxプレスを用いたIDS応用の部分的セラミック修復（n=765）について前向き研究を行い，5 年後の成功率が 98.6% という驚異的な結果を示した（図 4）．

Nader Saadeddin ら[8] は *in vitro* 試験として，IDS が DDS（Delayed Dentin Sealing：印象採得前に IDS をせず，最終補綴装置装着時にのみボンディング材塗布を行う）と比較して破壊強度に差が生じるかどうかを実験したが，IDS グループの平均破壊強度

表　MOD インレーに対して IPS e.max を接着する際，IDS を併用したほうが高い耐破壊強度を示した（Breemer ら，2017[6] をもとに作成）

IPS e.max	n	平均（標準偏差）
IDS なし	8	1,358 ± 506 N
IDS あり	10	2,035 ± 403 N

158 人の患者に行った前向き研究
すべての症例に IDS ＋ RC を行った
765 本の臼歯セラミック間接修復物（IPS e.max プレス）
平均観察期間　53.3 カ月（3 ～ 113 カ月）

5 年後の成功率は 98.6%

図 4　Carline らが 158 人の患者に行った前向き研究では，IDS を行って装着した補綴装置は非常に高い成功率を示した（Carline ら，2021[7] をもとに作成）

は DDS グループと比較して有意に高い結果を示していた．

このようにすべてが IDS の恩恵ではないにせよ，この結果には，IDS が少なからずポジティブな影響を与えているようだ．

2. IDS に適したボンディング材について

それでは，どのようなボンディング材が IDS に適しているのだろうか？　また，IDS を行う際にフロアブル CR を用いた RC を併用する手技は，なぜ必要なのだろうか？

本邦で入手可能なボンディング材は多種多様であり，その組成，被膜厚さ，さらには塗布方法（1 ステップや 2 ステップなど）も製品によって大きく異なる．そのなかで，IDS に最適なボンディング材を選ぶためには，科学的根拠に基づいた検討が必要である．

ここで，興味深い文献を紹介する．de Carvalho ら[9] は，IDS を行う際に使用するボンディング材の種類が象牙質接着強さに与える影響を調査した．この研究では，う蝕のないヒト第三大臼歯を 75 本用意し，それぞれの歯冠に微小引張試験が行えるよう加工を施した．その後，試料を無作為に図 5 の 3 つのグループに分けた．

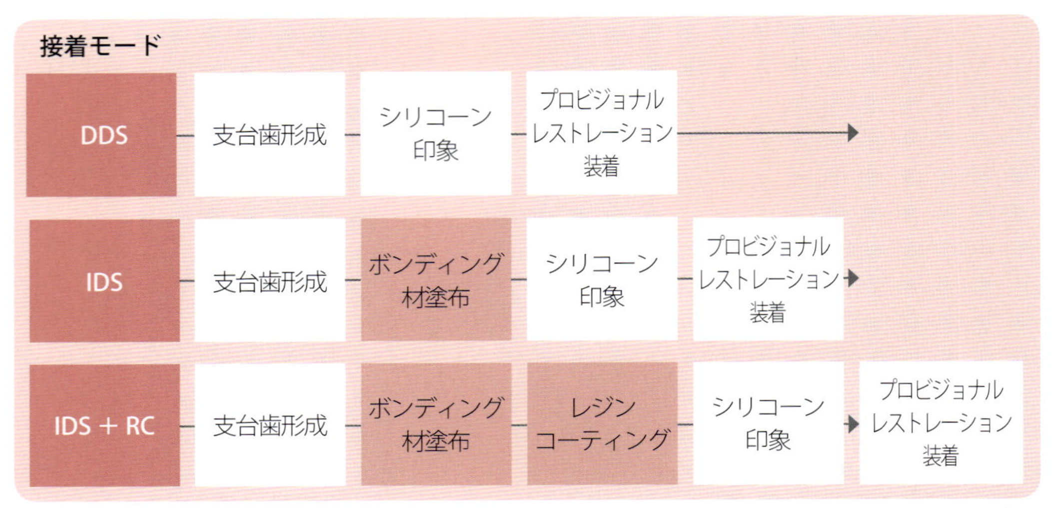

図5　DDS は印象採得前に象牙質に対して IDS を行わないグループであり，IDS，IDS ＋ RC の 3 グループに分け，接着強度を測定した（de Carvalho ら，2021[9] をもとに作成）

それらに同じ CR を接着し，微小引張試験を行った結果が図6に示されている．この結果によれば，DDS（Delayed Dentin Sealing）に比べて IDS（Immediate Dentin Sealing）を行うと接着強度が向上することが確認された．また，IDS に RC を併用すると，接着強度がさらに著しく向上することが示されており，論文中ではこの手法を「強化型 IDS」と呼称している．

RC を併用すると接着強度が向上する理由について，de Carvalho らは論文の Discussion で次のように考察している．通常のボンディング材を用いた IDS モードではボンド層が非常に薄いため，最終補綴装置装着時の支台歯のクリーニング操作によって一部の IDS 層が剥がれ，象牙質が露出する可能性がある．その結果，接着強度の低下が引き起こされるリスクがあることから，被膜の薄いボンディング材を使用する際は，フロアブル CR を併用して厚みのあるボンド層を形成することが推奨される．

一方，興味深いことに，ボンディング材の 1 つであるオプチボンド FL（Kerr）は，RC を併用しない IDS モードでも非常に高い接着強度を示した．その理由として，同製品が他のボンディング材に比べてフィラー含有量が高く，非常に高い粘性を有していることがあげられる．この高粘性により，RC を併用しなくても厚みのある IDS 層が形成されるため，最終補綴装置装着時のクリーニング操作でも IDS 層が剥がれるリスクが低いと推察されている．

いずれにせよ，この研究結果は，オプチボンド FL が最も高い接着強度を示す一方で，それ以外のボンディング材を使用する場合は RC を併用することが推奨されるという重要な示唆を与えている．非常に興味深い結果である．

ちなみに，筆者は臨床において，オプチボンド FL を単独で使用する場合と，前述の文献で 2 番目に高い接着強度が報告されたクリアフィルメガボンド（クラレノリタケデンタル）＋ RC を，症例や状況に応じて使い分けている．

このように，*in vitro* 研究においては，IDS ＋ RC が間接修復治療における接着強度を向上させるために必須の手技であり，欠かすことのできないものであることが明らかになっている．

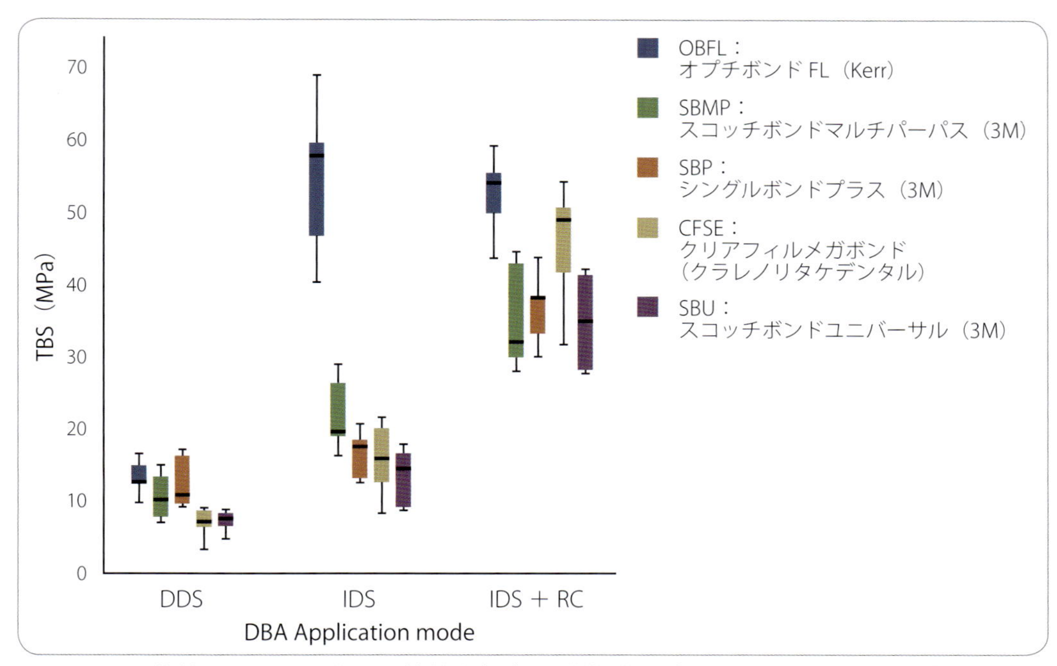

図 6　DDS と比較して，IDS を行うと接着強度がやや増加するが，IDS ＋ RC まで行うと接着強度は劇的に上昇する（de Carvalhoら，2021[9] をもとに作成）

IDS に関する研究は数多く存在するものの，その多くは *in vitro* 研究に限られている．Ozer ら[10] は，2024 年 1 月までに出版されたこれらの *in vitro* 文献を対象に，言語や出版年に制限を設けず，多くのデータベースを用いてシステマティックレビューを実施した．その結果，「IDS の適用は象牙質に対する間接修復物の接着強度を向上させ，接着耐久性に影響を与える暫間材料の悪影響を軽減する．また，IDS 層を保護するためにはフロアブル CR との併用が望ましい」と結論づけている．

これが，本書執筆時点における，IDS に対する *in vitro* 文献の総括的な見解と理解してよいだろう．

3．IDS に関する臨床研究

それでは，実際の臨床研究では IDS はどのように評価されているのだろうか？　臨床研究においては，IDS を行うことで知覚過敏などの術後合併症が低減することが報告されており，Alghauli ら[11] は，露出した象牙質は速やかに IDS によって封鎖すべきであると述べている．

しかし，現状ではエビデンスレベルの高い臨床研究が非常に少ないのが課題である．筆者の知る限り，IDS に関する唯一のランダム化比較試験（RCT）は，Breemer ら[12] による研究である．この研究では，30 名の患者の大臼歯に IPS e.max を装着し，ランダムに IDS グループと DDS グループに分けて予後を評価した．3 年後の経過観察では，どちらのグループも生存率は高く，統計的に有意差は認められなかった．この結果から，IDS の臨床的な有益性を明確に示すには至らず，より長期にわたる RCT が必要であると結論づけられている．

ただ，Samartziら[13]は，間接修復を行ううえでIDSには数多くの有益性が*in vitro*試験で認められているため，臨床研究の結果が出揃っていないからといってIDSをしない理由にはならないだろうと記しており，筆者もこれに同意する．事実，筆者もIDS＋RCを行うようになってから，オーバーレイだけでなくインレーやアンレーを含むセラミックによる部分修復の破折，脱離といったトラブルに見舞われることは劇的に少なくなった．すべてがその恩恵によるものではないにしても，IDS＋RCがマイナスに働くことはないように感じている．

IDSの臨床手技

以下，実際のオーバーレイ形成後のIDS手技について解説する（図7～14）．

まず，前章で述べたような線角や点角のない滑らかなプレパレーションを行った後，露出した象牙質面にIDSを施す．すべての接着操作にはラバーダム防湿が必須であるため，通法どおりにラバーダム防湿を行う．

次に，露出した象牙質面にクリアフィルメガボンド2を用いたIDSを行い，その後，RCを施す．RC層をできるだけ薄く形成するために，筆者はクリアフィルマジェスティESハイフロー（クラレノリタケデンタル）のユニバーサル色を使用している．この製品は流動性が高いハイフロータイプのCRであり，薄く均一なRC層の形成に適してい

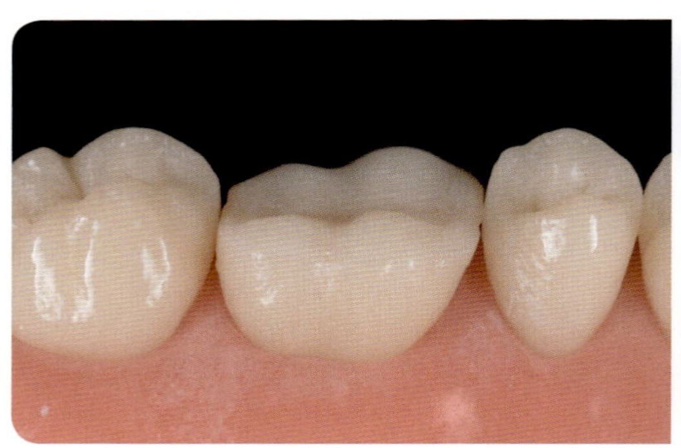

図7　プレパレーション後，印象採得前の状態．これからIDSを行う

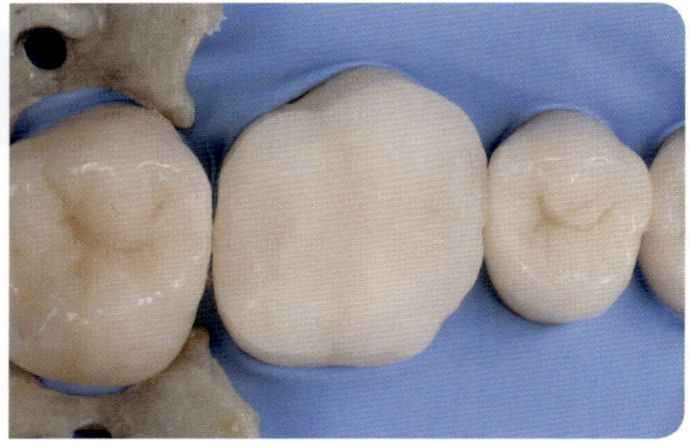

図8　ラバーダム防湿を行い，接着処理に適した環境作りをする

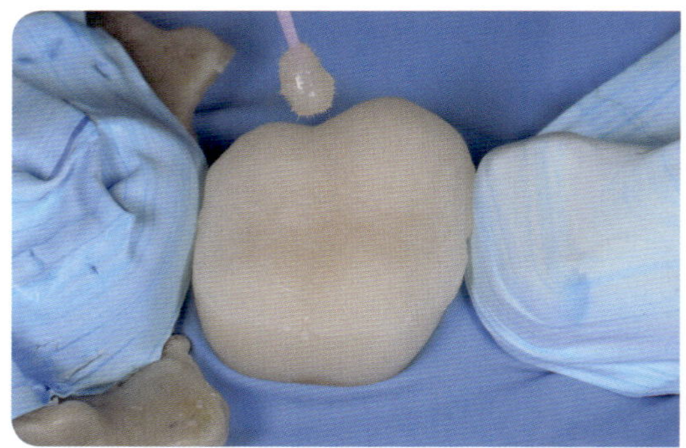

図9　メガボンド2のプライマーを，露出した象牙質面に塗布する

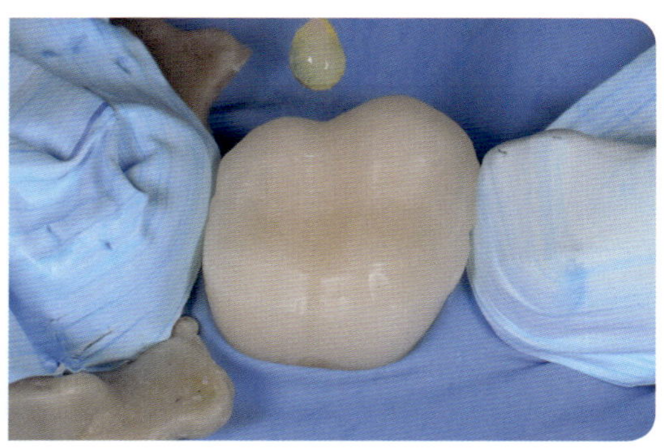

図10　メガボンド2のボンディング材を，露出した象牙質面に塗布する

る．

IDS と RC を施した後，未重合層を除去する目的でオキシガード（クラレノリタケデンタル）を塗布し，光重合を行う．最後に，エナメル質部分に付着したボンディング材をシリコーンポイントや低速バーで削合し，エナメル質の新鮮面を露出させる．この操作を行わないと，最終補綴装置装着時にエナメル質へのリン酸エッチングが効果的に作用せず，期待したエナメル接着を得ることができないため，必ず実施すべきである．

ただし，実際の臨床では，バージントゥースに対してプレパレーションを行う機会は稀であり，多くの場合，う蝕や不適合修復物による実質欠損が存在する．そのため，まずはこれらを除去し，CR でビルドアップを行う必要がある．ビルドアップが完了してからオーバーレイのプレパレーションを開始し，その後，上述した IDS のステップを実行する．

この流れでは，CR ビルドアップと IDS の双方で 2 回のラバーダム防湿が必要となるため，手技がやや煩雑になる．しかし慣れるまでは，ラバーダム防湿下で CR ビルドアップを行い，その後ラバーダムを外してクリアランス量を目視で確認しながらプレパレーションを行い，再度ラバーダム下で IDS へと進めるのがよいだろう（慣れれば，ラバーダム防湿を維持したまま CR ビルドアップ，プレパレーション，IDS と一連の操作を完了させることも可能である）．

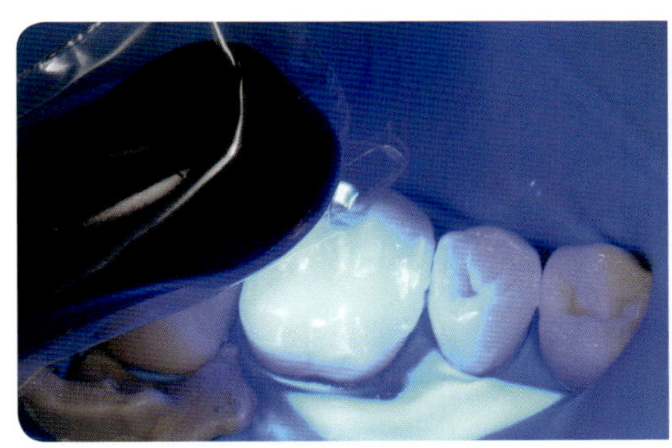

図 11　発熱に気をつけながら光重合を行う

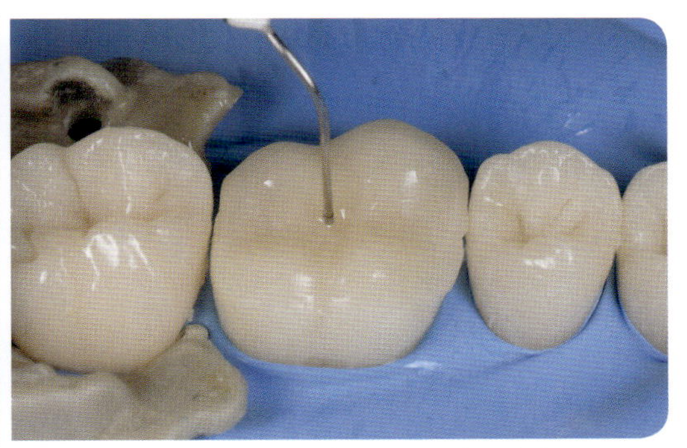

図 12　IDS 層にフロアブル CR を薄く塗布し，RC を行う（クリアフィルマジェスティ ES フロー U，ハイフロー．クラレノリタケデンタル）

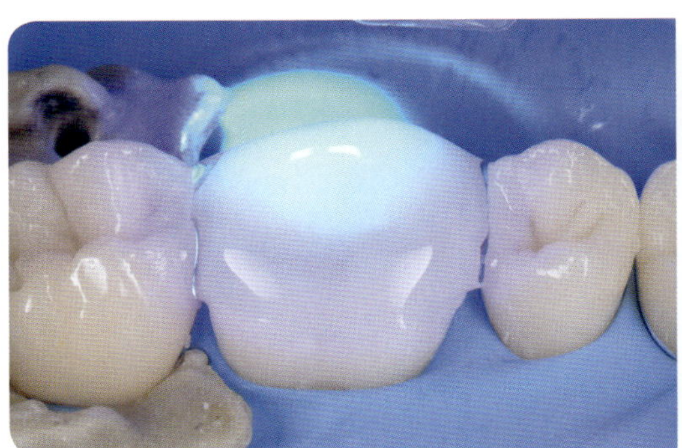

図 13　光重合を行う．最終重合時にはエアバリア材を塗布し，酸素遮断下にて光重合させるとよい

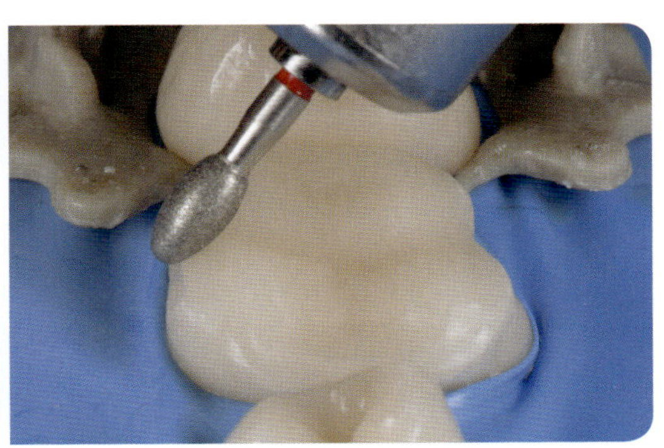

図 14　エナメルマージン部分は，ダイヤモンドバーなどを低速で用いて健全エナメル質を露出させておく．この後，印象採得を行う

また印象採得後，次回来院時までの仮封をどのようにしておくかだが，仮封材やPMMA製のプロビジョナルレストレーションを用いると，IDS表層のRC層と接着してしまうおそれがある．それらを防ぐ目的で，オキシガードを用いてRC表層が酸素と接触しないように遮断しながら光重合させ，可能なかぎり未重合層をなくすように促すわけだが，それでもレジン系の仮封材を用いて仮封を行うと，多少は重合しきれなかった未重合層と接触してしまう．そこで筆者は，1歯程度の補綴治療であれば，IDS表面に分離材を塗布し，その上から仮封材を適用するようにしている．とても泥臭い手法だが，仮封材を隣接面のアンダーカットに多少入れ込むようにして（歯肉には触れないように）印象採得〜最終補綴装着までの期間を対応している．

ちなみに，オーバーレイ形成に対して通常の着脱式のプロビジョナルレストレーションを製作することは，筆者は少ない．何度かオーバーレイのためのプロビジョナルレストレーションを製作した経験があるが，脱離しやすいものであった．

クラウンのような維持形態を有している補綴装置の場合には，プロビジョナルレストレーションを製作して，脱離が発生しないか？　セメントウォッシュが妥当か？　などを確認することは有意義であるが，オーバーレイの場合，そもそも維持形態がない．この形態は歯質と補綴装置の確実な接着がなされることで初めて意味をなす補綴形態であるため，クラウンのように脱離の有無やセメントウォッシュについて，プロビジョナルレストレーションで機械的な維持を確認することはあまり意味をなさないと考えている．

フルマウス症例など多数歯の治療が必要となった場合にもプロビジョナルレストレーションを製作することはまれで，その場合，治療歯には診断用ワックスアップから得られた形態に従ってクリアシリコーンキーを製作し，CRを用いて支台歯に直接モックアップを行い，そのモックアップをプロビジョナルレストレーションの代わりとして使用するようにしている．そうすることで咬合面形態を模索できるだけでなく，咬合挙上などにも対応することができる．

文献

1) Pashley EL, et al. Dentin permeability: sealing the dentin in crown preparations. Oper Dent. 1992; 17(1): 13-20.
2) Paul SJ, et al. The dual bonding technique: a modified method to improve adhesive luting procedures. Int J Periodontics Restorative Dent. 1997; 17(6): 536-545.
3) Cagidiaco MC, et al. Dentin contamination protection after mechanical preparation for veneering. Am J Dent. 1996; 9(2): 57-60.
4) Jayasooriya PR, et al. The effect of a "resin coating" on the interfacial adaptation of composite inlays. Oper Dent. 2003; 28(1): 28-35.
5) Magne P. Immediate dentin sealing: a fundamental procedure for indirect bonded restorations. J Esthet Restor Dent. 2005; 17(3): 144-154.
6) Breemer CRG, et al. Effect of immediate dentine sealing on the fracture strength of lithium disilicate and multiphase resin composite inlay restorations. J Mech Behav Biomed Mater. 2017; 72: 102-109.
7) Carline R, et al. Prospective clinical evaluation of 765 partial glass-ceramic posterior restorations luted using photo-polymerized resin composite in conjunction with immediate dentin sealing. Clin Oral Investig. 2021; 25(3): 1463-1473.
8) Saadeddin N, et al. Effect of immediate dentin sealing on the fracture strength of lithium disilicate ceramic onlays. Swiss Dent J. 2022; 132(7-8): 482-489.

9) de Carvalho MA, et al. Significance of immediate dentin sealing and flowable resin coating reinforcement for unfilled/lightly filled adhesive systems. J Esthet Restor Dent. 2021; 33(1): 88-98.
10) Ozer F, et al. Effect of immediate dentin sealing on the bonding performance of indirect restorations: a systematic review. Biomimetics (Basel). 2024; 9(3): 182.
11) Alghauli MA, et al. Clinical benefits of immediate dentin sealing: A systematic review and meta-analysis. J Prosthet Dent. 2024: S0022-3913(24)00206-3.
12) Breemer CRG, et al. Randomized clinical trial on the survival of lithium disilicate posterior partial restorations bonded using immediate or delayed dentin sealing after 3 years of function. J Dent. 2019: 85: 1-10.
13) Samartzi TK, et al. Immediate dentin sealing: a literature review. Clin Cosmet Investig Dent. 2021; 13: 233-256.

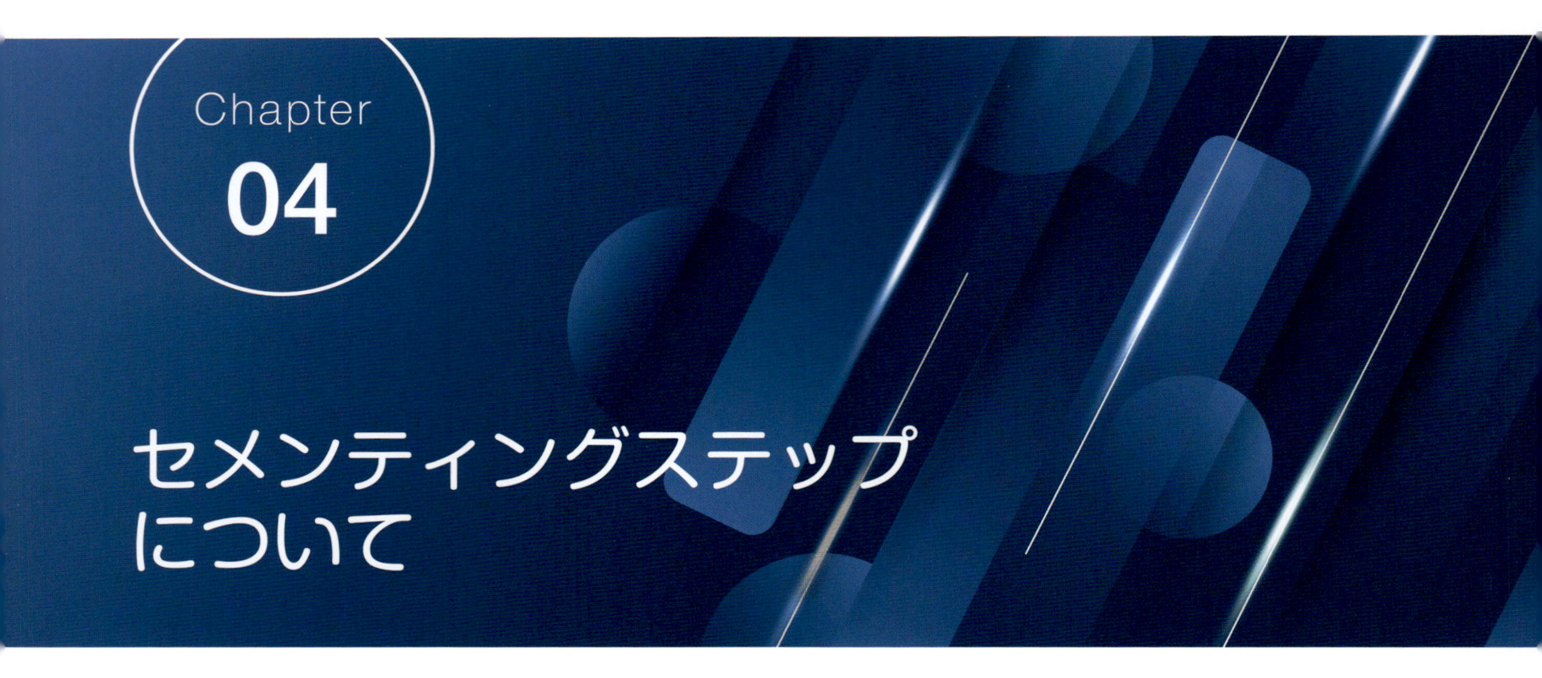

はじめに

本章では，オーバーレイ治療の最後のステップであるセメンティング操作について解説する．

プレパレーションやIDSといった重要な工程を経て迎える最終的なこのステップは，オーバーレイ治療の集大成ともいえる．この工程では，さまざまな接着材や前処理材が登場するため，知識が混同しやすいパートでもある．特に，間接修復の場合には「補綴装置内面 - セメント層」と「セメント層 - 歯質」という２つの接着界面が存在することを意識しなければならない．

したがって具体的には，以下の２点を明確に整理しておく必要がある．

① 補綴装置内面への前処理

② 支台歯への前処理

本章では，これらのステップを体系的に整理し，患者が来院した場面を想定しながら，セメンティング操作を具体的に解説していく（図１～14）．

補綴装置内面の接着前処理

患者が来院されると，まずは支台歯の接着阻害因子を除去するために，支台歯のクリーニングから始める．筆者はプラーク染色液で歯面を赤染した後，エアフローを使用して支台歯をクリーニングしている．エアフローの設備がない場合は，サスブラシなどを用いる方法でもよいだろう．

クリーニングで視認できる汚れを除去した後，納品された補綴装置を試適する．この段階では，適合や隣接面コンタクトの強さを確認するが，咬合のチェックは行わない．セラミック補綴装置は接着することで歯質と一体化し強度が増すため，接着前に咬合を確認すると破折のリスクがある．咬合のチェックは接着操作を完了した後に行うべきである．試適に問題がなければ，次に補綴装置内面のクリーニングを行う．

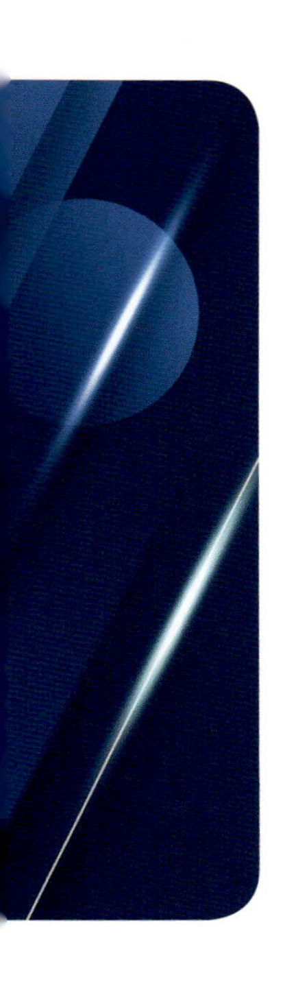

Cementing Step

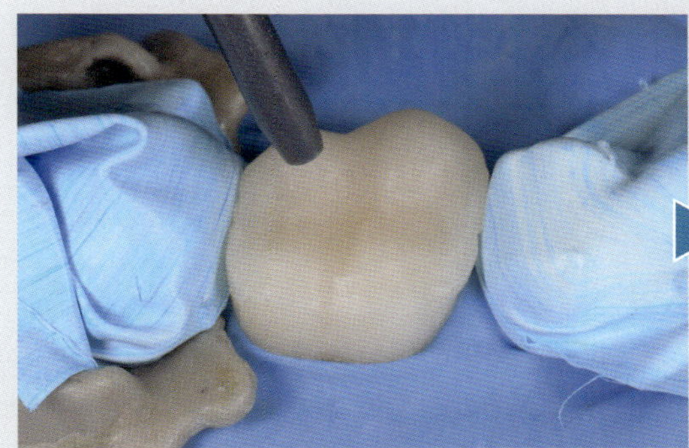

図 1　IDS 面にサンドブラスト処理を行う．強圧で長時間かけると IDS 層が剥離してしまうため注意が必要である

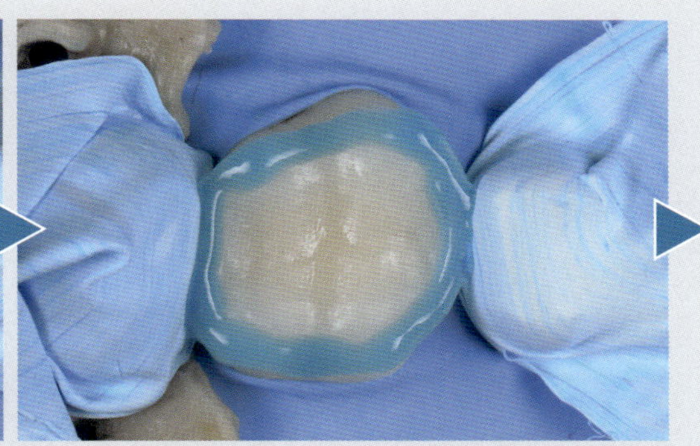

図 2　エナメル質に選択的にエッチング材を塗布する．全周エナメルマージンであると理想的である

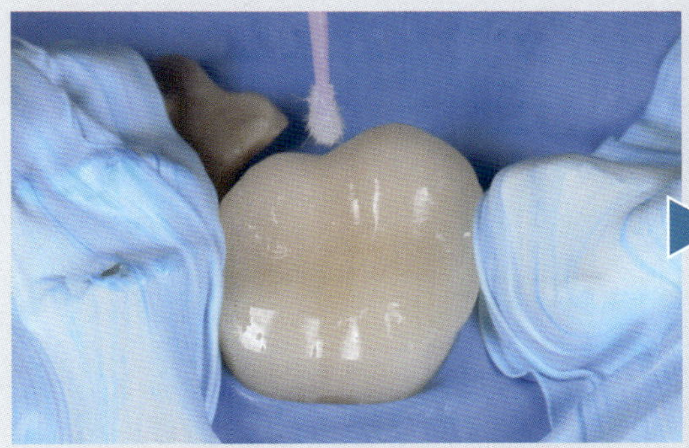

図 3　水洗，乾燥後，IDS 層にシランカップリング材を塗布する（セラミックプライマープラス．クラレノリタケデンタル）

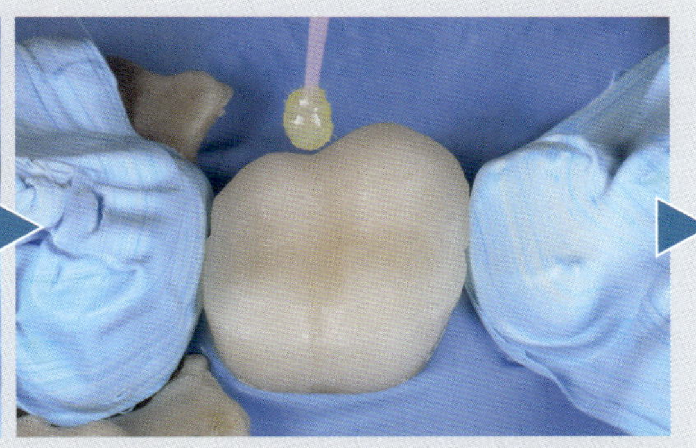

図 4　ボンディング材（クリアフィルメガボンド 2．クラレノリタケデンタル）を被着面全体に塗布する．部分的に象牙質が露出した可能性のある部分にはプライマー処理から行う

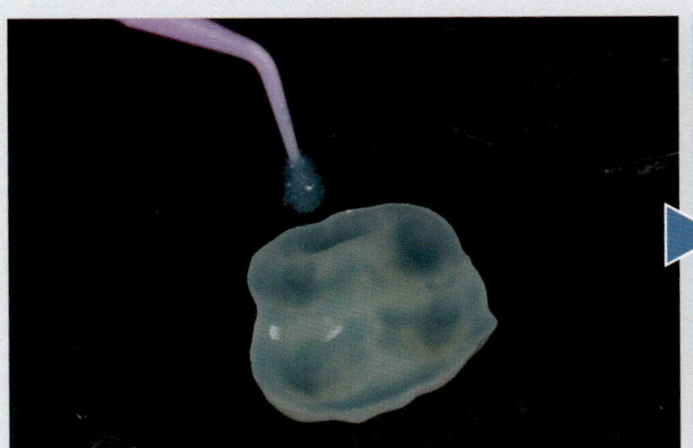

図 5　二ケイ酸リチウムクラウンの内面にクリーニング剤を塗布する（フッ化水素酸が好ましいが，扱いに注意を要するため，筆者は後述するモノボンドエッチ＆プライムで代替することも多い）

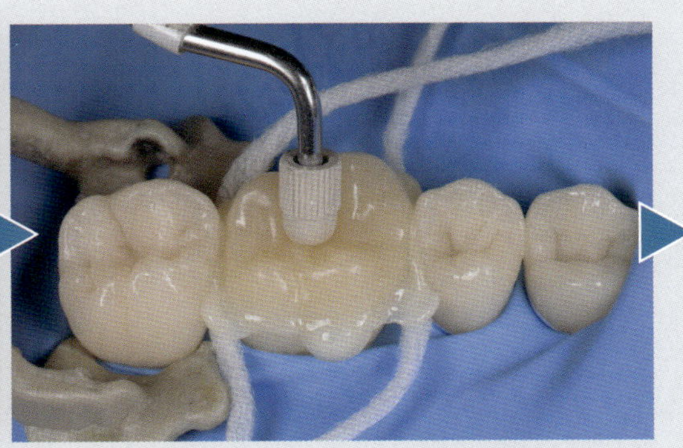

図 6　レジンセメントまたは加温軟化した CR でセメンティングする．CR の場合は浮き上がりに気をつけてしっかりと圧接する（写真は CR）．振動系のチップを用いるとシーティングが容易である

Cementing Step

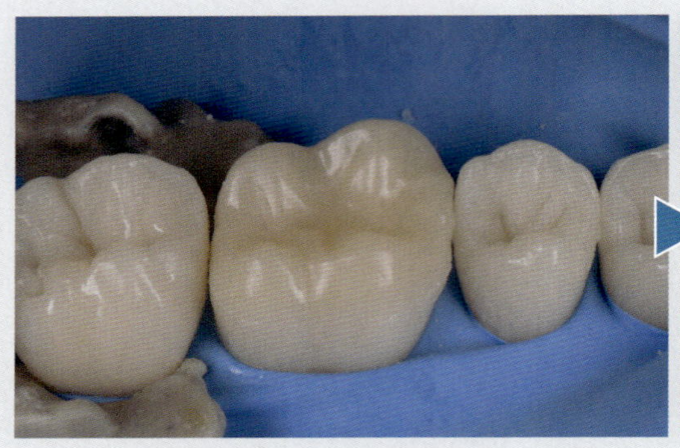

図 7　探針などを用いて余剰セメントを全周除去する

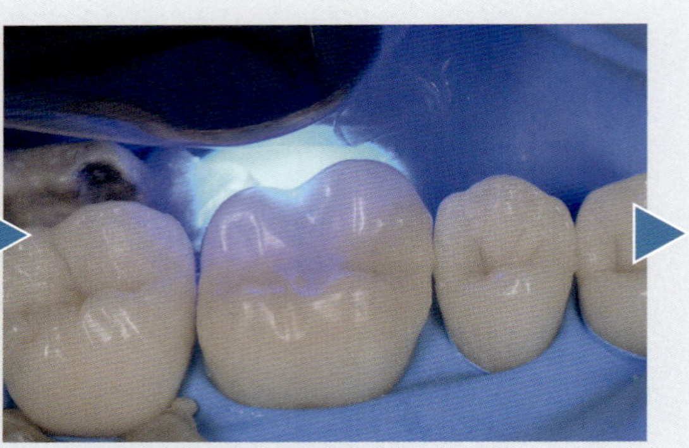

図 8　発熱に気をつけながら各方向より 60 秒ずつ光照射を行う

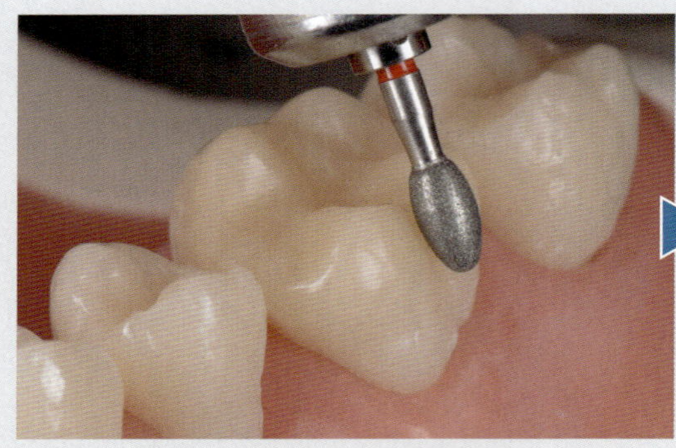

図 9　補綴装置と歯質との段差をダイヤモンドバーにて低速でなだらかにする

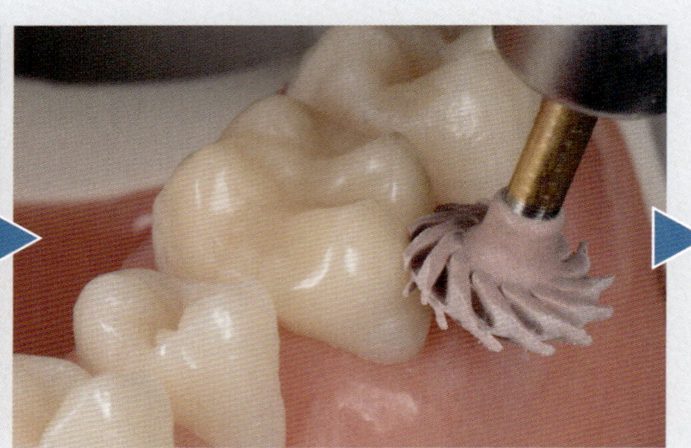

図 10　中研磨．シリコーンポイントにて磨く

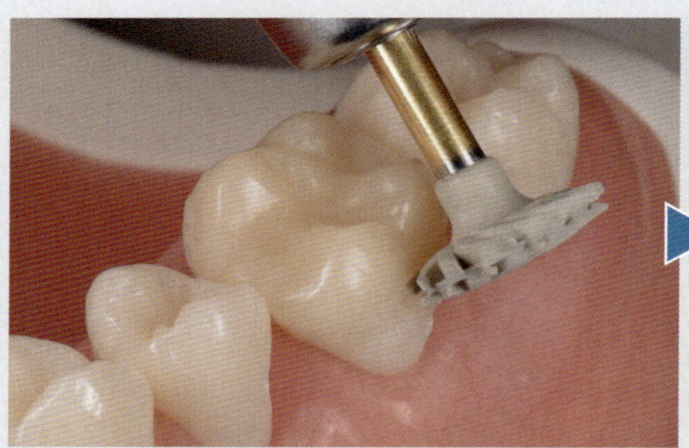

図 11　仕上げ研磨，シリコーンポイントにて磨く

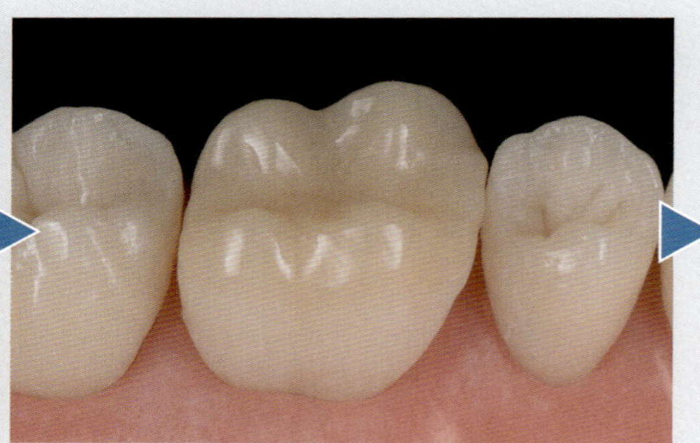

図 12　補綴装置，セメンティング後の状態

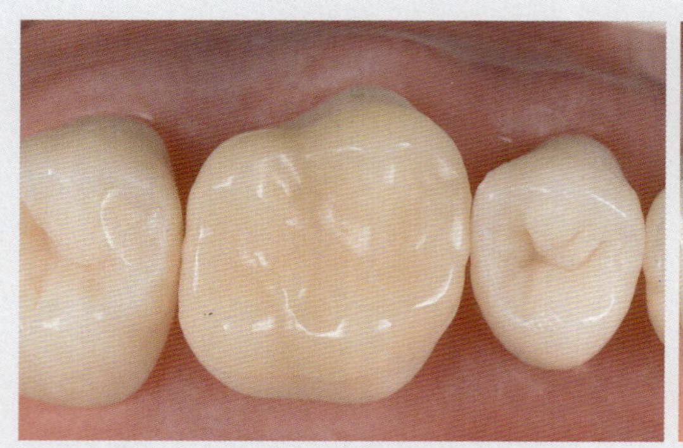

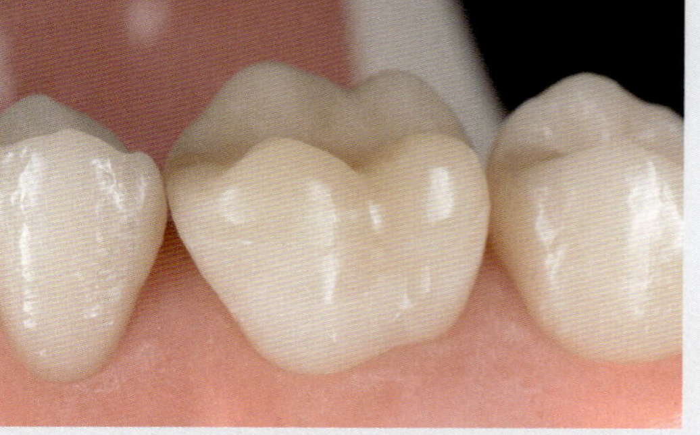

図 13，14　咬合面形態を回復しつつ，クラウンと比較して多くの残存歯質を保存することが可能となった

1．セラミックオーバーレイに用いる材料について

補綴装置のクリーニングに移る前に，使用する材料について改めて触れておきたい．

本章で対象としている補綴装置は，基本的に二ケイ酸リチウム（例：IPS e.max. Ivoclar Vivadentやイニシャル LiSi．ジーシー）を想定して解説している．セラミックオーバーレイという名称からは，長石系セラミックスやジルコニアも候補にあがるが，なぜ二ケイ酸リチウムを選択するのか？　その理由は以下のとおりである．

① 長石系セラミックスとの比較

二ケイ酸リチウムは長石系材料に比べて機械的強度が高く，臨床での耐久性に優れている．

② ジルコニアとの比較

二ケイ酸リチウムはジルコニアに比べて光透過性および光拡散性が高い．そのため，オーバーレイの性質上，支台歯上のフィニッシュラインが咬合面寄りに設定される際にも，境界部分で視覚的なギャップが生じにくい．筆者の経験では，ジルコニアを使用した場合，ラボでステイニングにより支台歯の色に合わせる努力をしても，境界を完全に不明瞭にすることは困難であった．しかし，二ケイ酸リチウムはその高い光透過性により，審美的な仕上がりが得られるため，選択理由となっている．

機械的な物性としては，ジルコニアのほうが強度が高いとする意見もあるだろう．しかし筆者は相当数の二ケイ酸リチウムによるオーバーレイ治療を行っているが，破折によるトラブルは全くなく，適切な接着操作が施され歯質と一体化すれば，ジルコニアと比較した際の機械的物性の低さが臨床上問題となることはほとんどないと考えている．上記の理由に加えて，二ケイ酸リチウムを用いている参考文献数が多いことも選択理由の1つである．したがって本章では引き続き，二ケイ酸リチウムを用いたセラミックオーバーレイの接着ステップについて解説する．

2．補綴装置の内面処理について

口腔内で試適した二ケイ酸リチウムによる補綴装置は，唾液などの汚染を受けているため，接着材を塗布する前に内面の汚染を除去する必要がある．まず，目視で確認できる汚れを水洗で取り除き，その後，補綴装置内面を接着に適した状態にすることが重要である．その際に使用する最適な材料は何であろうか．

二ケイ酸リチウムに用いる接着面処理のゴールドスタンダードとして，フッ化水素酸によるエッチングが推奨されている．本邦でもフッ化水素酸ジェル（例：ビスコポーセレンエッチャント．モリムラ）の入手は可能だが，チェアサイドへの持ち込みや使用は厳禁であるため，取り扱いには慎重さが求められる．

二ケイ酸リチウムの場合，フッ化水素酸によるエッチング処理時間は20秒が推奨されている．処理後は十分に水洗し，乾燥させることで，内面が白いすりガラス状を呈するようになる．この状態が，接着のための適切な表面形態とされる．

ただし，エッチング時間が長ければより効果的というわけではない．処理時間が長すぎると，セラミック表面が過剰に溶解し，ひび割れや劣化を引き起こす可能性がある．また，粗造面が大きく深くなりすぎると，接着材が深部まで浸透せず，死腔が生じることで接着力が低下するリスクも報告されている．このため，フッ化水素酸を用いたエッチング処理は適切な時間と手順を厳守する必要がある．

また，フッ化水素酸使用後は，不溶性のシリカフッ化物塩を完全に除去するため，水洗に加えて超音波洗浄が推奨されている．

上記の洗浄が終わっただけの二ケイ酸リチウムでは，レジンセメントとの接着性を有していない．そこで，主成分であるシリカに対してシランカップリング材を塗布することで，接着性を付与する必要がある．シランカップリング材には多くの製品が存在するが，筆者は1液性の「クリアフィル セラミックプライマー プラス」（クラレノリタケデンタル）を使用している．塗布後は十分に乾燥させることで二ケイ酸リチウムの内面処理が完了する．

一方で，前述のとおり，臨床でフッ化水素酸を使用することには少なからず気を遣うことが多い．そのため，簡便かつ安全に内面処理を行う方法として，「モノボンドエッチ＆プライム」（Ivoclar Vivadent）が代替候補としてあがる．この製品はガラスセラミック内面のエッチングとシラン処理を同時に行うことができ，従来の複雑なステップを1本で完結させることが可能である．

興味深い研究として，Del Biancoら[1]の報告がある．この研究では，二ケイ酸リチウムの試料を製作し，さまざまな内面処理材を適用し，CRとの接着強度を比較した．その結果，モノボンドエッチ＆プライムはフッ化水素酸を使用した場合以上の接着強度を示した（表）．この一論文をもってモノボンドエッチ＆プライムが最も優れているとは言えないものの，この方法は簡便でありながら信頼性の高い結果を得られるため，筆者の臨床では，現在モノボンドエッチ＆プライムを二ケイ酸リチウム内面処理の第一選択として使用している．

表　各種表面処理を施した試料に対して接着強度試験を行った．ラボサイドでのフッ化水素酸（フッ酸）処理を行わずモノボンドエッチ＆プライムで処理をしたものが，最も接着強度が高い結果となった（Del Biancoら，2024[1]をもとに作成）

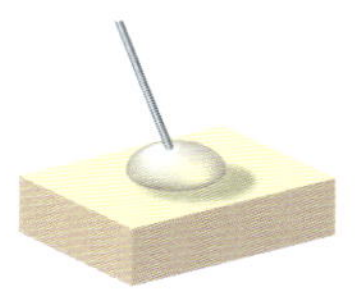
水と空気20秒
シラン処理60秒

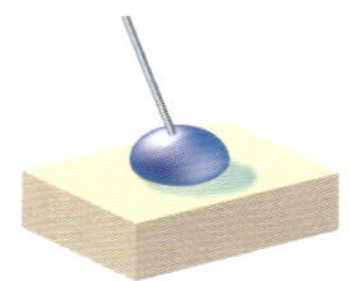
リン酸20秒＋
シラン処理60秒

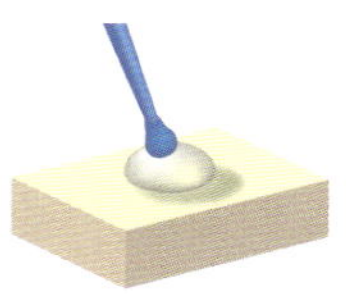
エタノール＋
シラン処理60秒

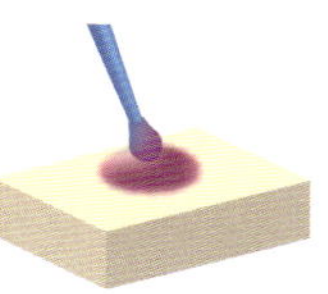
イボクリーン＋
シラン処理60秒

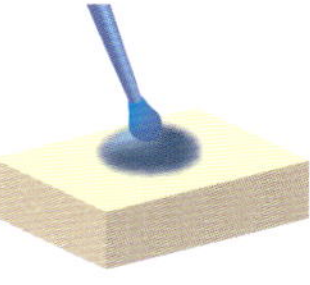
モノボンド
エッチ＆プライム

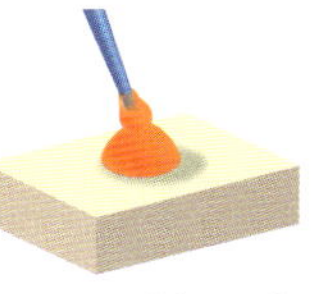
フッ酸処理後
シラン処理
［ラボでの
フッ酸処理なし］

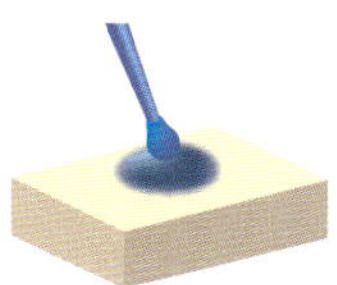
モノボンド
エッチ＆プライム
［ラボでの
フッ酸処理なし］

Cleaning methods	Mean（SD）
水洗乾燥のみ	145.0（43.0）
リン酸	130.4（22.0）
エタノール	128.6（15.1）
イボクリーン	179.9（44.7）
モノボンドエッチ＆プライム	195.9（27.0）
フッ酸（ラボでのフッ酸処理なし）	211.0（39.2）
モノボンドエッチ＆プライム（ラボでのフッ酸処理なし）	212.3（20.7）

3．ボンディング処理について

この後の操作としてボンディング剤を塗布する必要があるか？　という点が議論になる．Breemerら[2]は，自身のプロトコルのなかで補綴装置内面へシラン処理の後，ボンディング材の塗布を行っている．またPolitanoら[3]も同様に補綴装置内面へのシラン処理ののち，ボンディング材の塗布を行っている．筆者自身も彼らの文献を参考に治療を行っていたため，シラン処理後の補綴装置内面にボンディング材を塗布していた．

しかしNogueiraら[4]は，それらより後年に発表した自身のシステマティックレビューにて，「エッチング，シランカップリングされたガラスセラミック内面にボンディング材塗布を行うことによる効果は限定的で，接着強度が向上することはない」と示している．したがって*in vitro*環境下での現時点での結論としては，「シラン処理後のボンディング材の塗布は必ずしも必要ではない」ということである．そのため筆者は現在，シラン処理後の補綴装置内面にはボンディング材の塗布は行っていない（筆者はオーバーレイ治療を始めて数年経過しているが，前述したようにボンディング材を塗布し続けていた．それでも，ほぼすべての症例で問題なく経過しているのも事実である）．

支台歯表面の接着前処理

続いて，支台歯表面の接着処理へと移る．最初に，適切なラバーダム防湿を行うことが重要である．接着材の性能を最大限に引き出すためには，確実な防湿環境の設定が必須である．

支台歯被着面を観察すると，IDS処理が適切に施されていれば，被着面にはエナメル質とIDS層の2種類のみが露出している状態である．それらに対して，唾液などによるさらなる汚染がなく，接着阻害因子から隔離された防湿環境を維持することが，接着操作を成功させるために重要である．

1．IDS層へのサンドブラスト処理

筆者はまず，IDS層に対してアルミナサンドブラスト処理を行う．被着面の汚染をエアフローなどで洗浄したとしても，完全に除去できない汚れが存在するが，サンドブラスト処理を行えば，それら接着阻害因子を表層ごと除去することが可能である．

使用するブラストパウダーには，サンドブラスト粒子をシリカコーティングしたコジェットサンド（3M ESPE）を採用している．このパウダーは，後のシランカップリング材塗布時にトライボケミカル効果を期待できる特性をもつ．なお，口腔内でサンドブラスト処理を行う際には，院内環境や患者への汚染を防ぐため，口腔外バキュームを近づけるなどの配慮が必要である．

またサンドブラスト処理は，IDS表面が軽く曇る程度に留めるべきである．フロアブルレジンを用いたレジンコーティングで強化されているIDS層であれば，剥がれることはほとんどない．しかし，レジンコーティングを施さず，単にボンディング材を塗布しただけのIDS層の場合，一部が剥がれてしまう可能性が高い．その結果として，前章で示した文献にあるように，ボンディング材塗布のみのIDSでは期待するほどの接着強度を得ることは難しいと考えられる．

2. リン酸エッチング〜ボンディング処理

サンドブラスト処理を行ったのち，露出しているエナメル質に対してリン酸エッチングを行う．理想的には，咬合面側から観察した際に，エナメル質に限局したセレクティブエッチングがフィニッシュライン全周を覆うように観察されると好ましい．

しっかりと水洗乾燥を行ったのちに，IDS層にシランカップリング処理，ボンディング材の塗布を行う．なお，このボンディング材塗布後には光照射は行わない．ボンド層の厚みによって補綴装置が浮き上がることを予防したいためである．

セメンティング操作に関する考察

こうしてオーバーレイ装置，支台歯ともに接着前処理が整ったことになる．いよいよセメンティング操作に移るが，ここで選択するセメントは，通常のレジンセメントまたは充填用CRである．レジンセメントであっても十分な接着強さを獲得することができるが，筆者はセラミックインレー，アンレー，オーバーレイのセメンティングにはすべて加温軟化したペースト状の充填用CRを用いている．

1. CRを用いた場合の接着強さについて

なぜCRを用いて接着を行うのかについて述べる必要がある．ここに興味深い論文がある．Kameyamaら[5)]は，ヒト抜去歯に対して1級窩洞を形成し，IPS e.max キャドを用いて補綴装置を作製したうえで，レジンセメントとCRの2種類に分けて接着を行い，それぞれの接着強度（引張強度）を比較した．その結果，レジンセメントを用いた場合と比較して，CRを用いたほうが統計的に約6倍の接着強度を示したと報告されている．

この1つの研究だけで，CRを用いるセメンティングが最適であると結論づけるのは尚早である．しかし，多くの海外論文でもレジンセメントまたはCRを用いたセメンティングが一般的であることが示されており，CRの使用が特段珍しいものではないことは確かである．

一方で，CRを用いたセメンティングに関する過去の文献には，むしろ脱離が多く生じたという報告も存在する．この差は何によるものだろうか．理由として考えられるのは，光透過性の低い補綴装置を使用していたこと，補綴装置自体の厚みが厚く，照射光がセメント深部まで到達しなかったこと，あるいは，当時の光照射器の出力が弱く，深部への光の到達が不十分であったことなどである．

近年では，高強度LEDを搭載した光照射器が普及しており，その照射出力は過去のハロゲン光照射器と比較して格段に強化されている．この点から，当時の照射出力の弱さが引き起こした問題は，現代ではほぼ解決されていると考えられる．

2. 補綴装置の厚みがCRの重合深度に与える影響について

それでは，高強度LED照射器を用いれば，セラミックの厚みにかかわらず，セメンティングに用いたCRが確実に重合されるのだろうか．

赤坂[7)]は，プレスセラミックの厚みとインゴットの種類を変えて，その下部に配置したCRがどの程度の深さまで光重合できているかを実験した．その結果，セラミックの厚みが1.5 mm程度であれば（プレパレーション深さが1.0〜1.5 mm程度であるので），インゴットの種類にかかわらず，15秒の光照射のみでセラミック下部に配置したCRが1〜2 mm程度重合していたことが確認されている．実際の臨床では各方面から60秒程度光照射を行うため，さらに深い重合深度が期待される．したがって，オーバーレイの厚みを1.5 mm程度としておけば，CRを用いた接着に問題はないと考えられる．特に，二ケイ酸リチウムはジルコニアと比較して光透過性および光拡散性が高く，LED照射器の光が深部まで到達しやすいという利点をもつ．

また，レジンセメントと比較して，CRを用いたセメンティングは光照射を行うまで硬化しないため，操作時間に余裕をもてるという特徴がある．さらに，加温軟化させたCRを使用することで，一塊として余剰CRを除去することが可能となり，セメント除去操作が容易になる．この方法は，効率的かつ正確な操作を実現する点で有用である．もちろん，加温軟化させたペーストタイプのCRを使用するだけでなく，フロアブルCRを用いたセメンティングも可能である（フロアブルCRを選択する場合，フロー性の低い「super low」タイプを用いることが望ましい）．

余談だが，セラミックフルクラウン補綴でペーストタイプCRを用いてセメンティングすることは難しい．クラウンの有するテーパーにより余剰CRが排出されにくく，浮き上がりやすいためである．閑話休題．

レジンセメントと比較して，充填用CRを用いるとその被膜厚さが厚くなり，補綴装置が浮き上がることを懸念されるかもしれない．結論としては，使用するCRによってその被膜厚さは異なり，製品によってはレジンセメントと近似した被膜厚さを獲得できる製品もある．なおCRを用いて接着操作を行う場合は，予熱を行うことと，振動を与えることが可能なチップを用いるとより効果的である[7]．

＊　＊　＊

可及的に余剰セメントやCRを除去したのち，十分な時間の光照射を行う．筆者は頬側，舌側，咬合面側と各60秒程度の光照射を行っている．もちろん照射による発熱には配慮が必要となる．隣接面にフロスが通ることも確認できたら，ラバーダムを除去する．その後，咬合調整とセメントラインのすり合わせを行っていく．セメントラインはダイヤモンドバーを低速で扱い，シリコーンポイントで仕上げ磨きまでかけると，補綴装置と歯質との移行部が目視では判別できないくらいに色調がうまく馴染んでくれる．

以下，臨床例を用いて実際のセメンティングステップを解説していく．

Clinical Case 1

患者は下顎第一大臼歯に根管治療を受けている．大臼歯の補綴治療において，クラウンではなく，歯質を温存できるオーバーレイを選択された．プレパレーション，IDSがすでに施されており，最終補綴装置を装着する段階となった．前述のとおり，支台歯のクリーニング，支台装置，および補綴装置内面への接着処理を適切に進めていき，補綴装置の装着を行った．

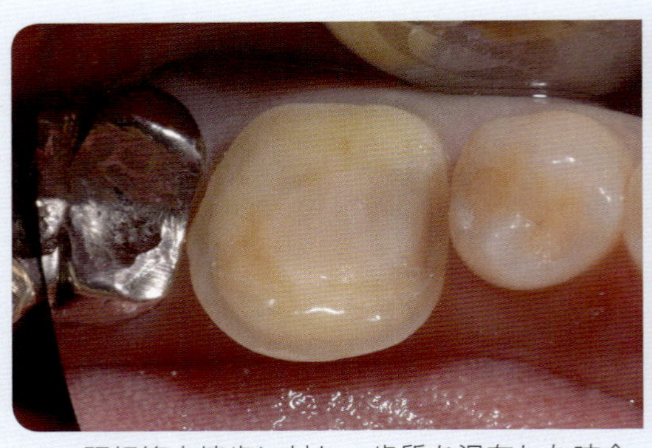

1-1　既根管充填歯に対し，歯質を温存した咬合面被覆治療としてオーバーレイ治療を選択した

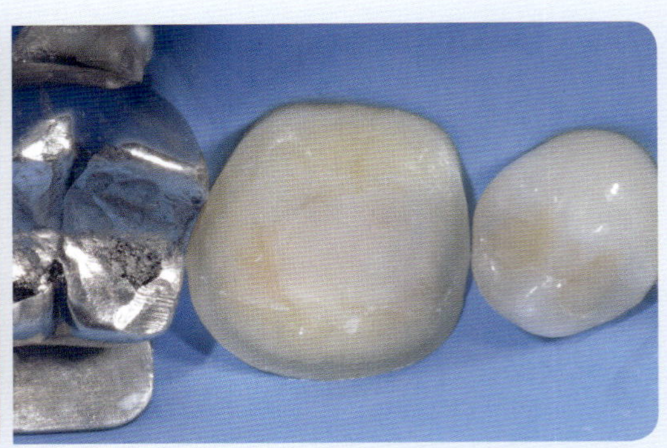

1-2　適切なラバーダム防湿環境下で支台歯のクリーニング，接着処理を行う

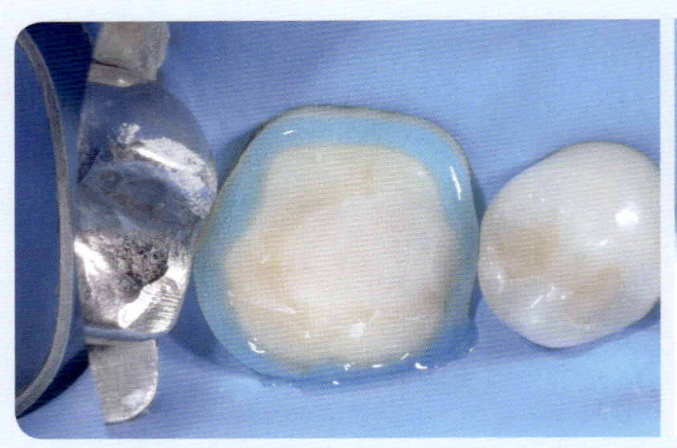

1-3　エナメル質全周にセレクティブエッチングを施す

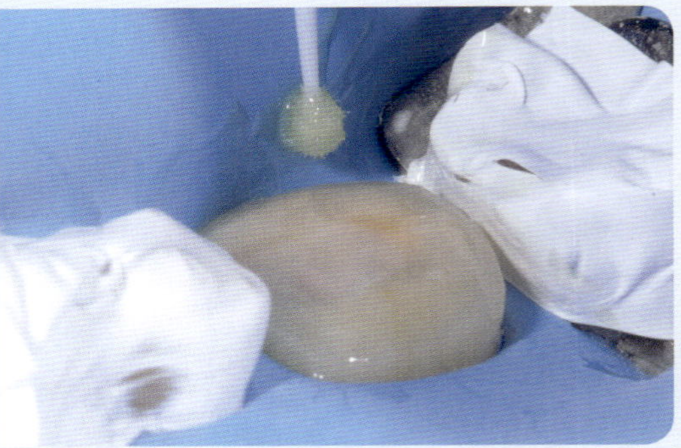

1-4　IDS層へのシランカップリング，ボンディング材の塗布を行う

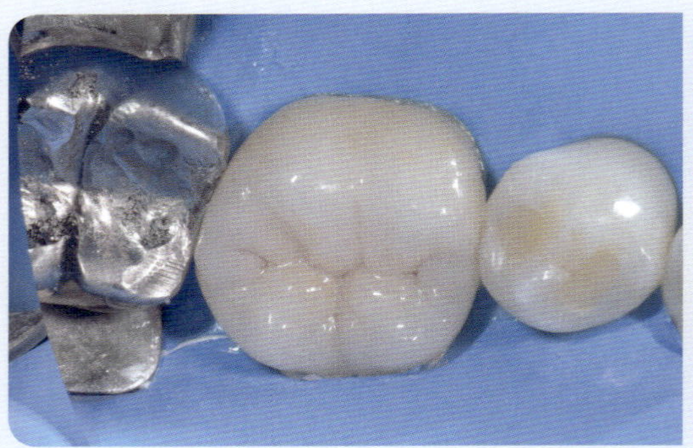

1-5　セラミックオーバーレイを装着した状態

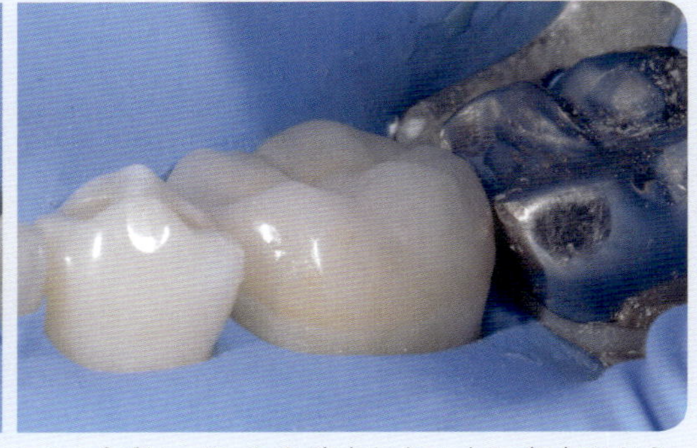

1-6　余剰セメントを除去したのちに各方面からしっかりと光照射を行う

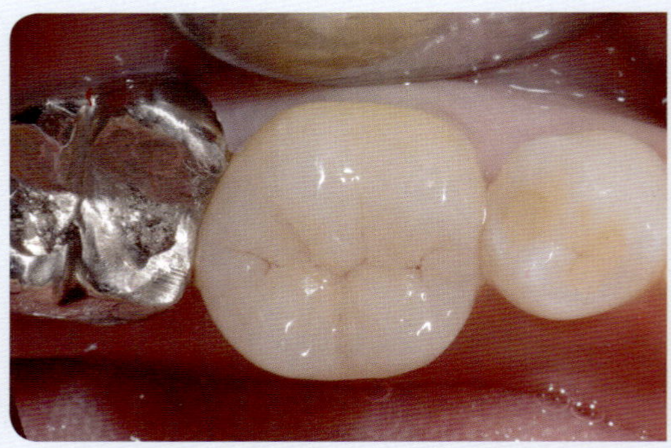

1-7　ラバーダム除去後，咬合調整を終えた状態

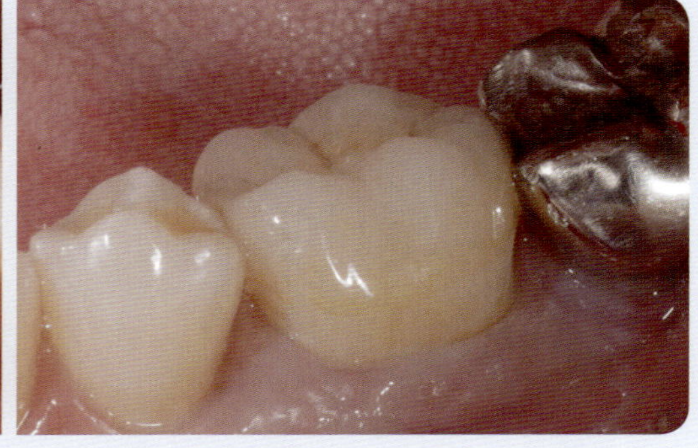

1-8　歯質と補綴装置との移行部はシリコーンポイントを用いて滑沢に研磨しておくと，移行部が目立たなくなり審美的である

なお，補綴装置のシーティングには注意を要する．支台歯にはシーティングのための維持孔やグルーブは設けていないため，気をつけて位置づけないと補綴装置がずれてしまうことがある（維持孔やグルーブがあると，咬合時に補綴装置内面に応力が集中する部分が生じ，破折の起点となる恐れがあるため，筆者は一切設けていない）．CR でセメンティングする場合は，光照射するまで硬化しないので，あせらずにゆっくりと光照射を行えばよい．きちんと位置づけられたオーバーレイは支台歯の色調とも馴染み，審美的にも満足いく結果となる．

Clinical Case 2

Clinical Case1 と同様に下顎第一大臼歯に根管治療を受けているが，もともと大きなアンレーによる治療を受けており，残存歯質に乏しい状態であった．Clinical Case1 と同様の適切なステップを行い，オーバーレイのセメンティングを行った．たとえわずかな歯質であっても可及的に温存しておくことは，無駄にはならないと考えている．

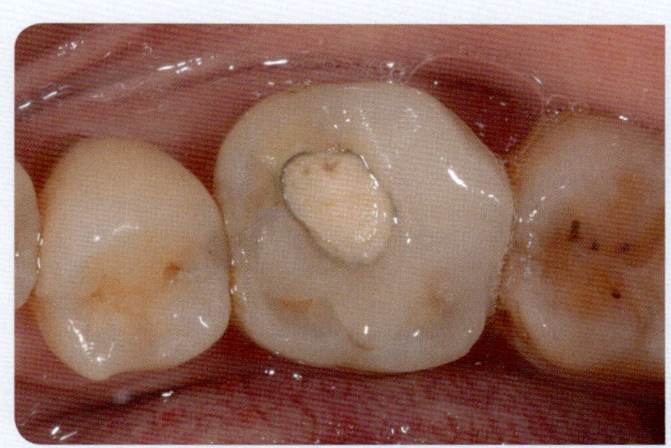

2-1　根管治療を終えた下顎第一大臼歯．セラミックオーバーレイにて補綴することとなった

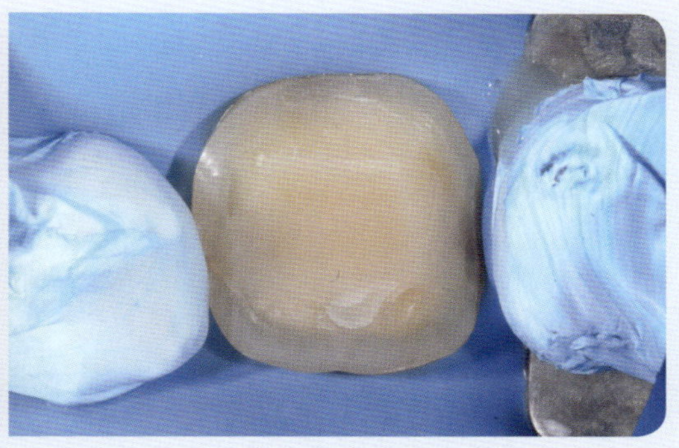

2-2　CR にてビルドアップ，IDS まで行ってある．オーバーレイの接着操作に移る

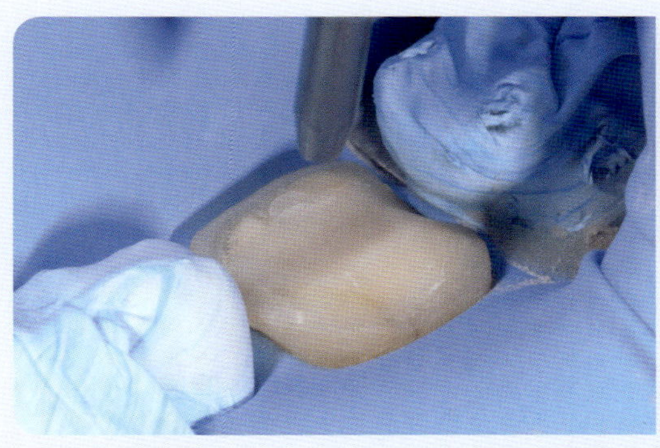

2-3　IDS 表面にサンドブラストをかけ，表層の汚れを除去し，機械的にも表面積を増やす

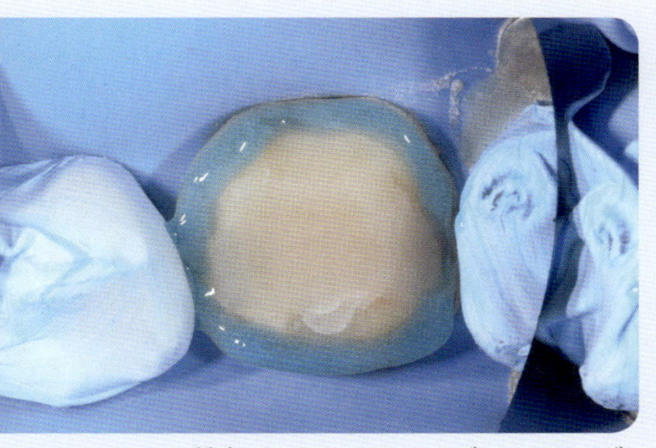

2-4　エナメル質全周にセレクティブエッチングを施す

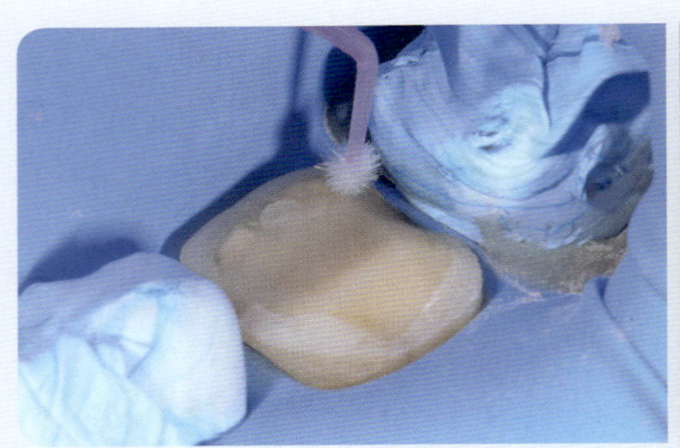

2-5　シランカップリング材の塗布を行う

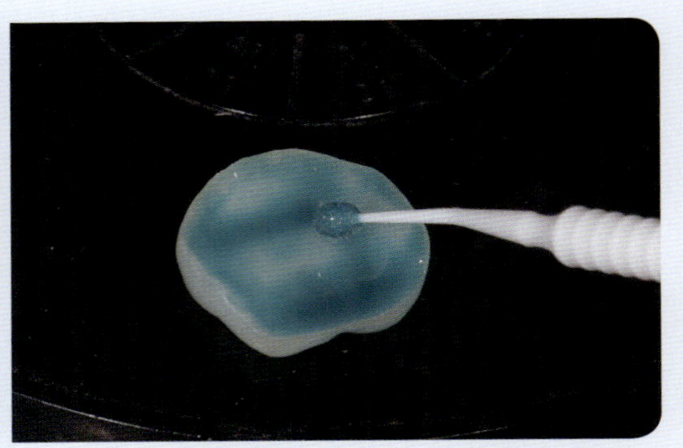

2-6　補綴装置内面はモノボンドエッチ＆プライムにてエッチングを行う

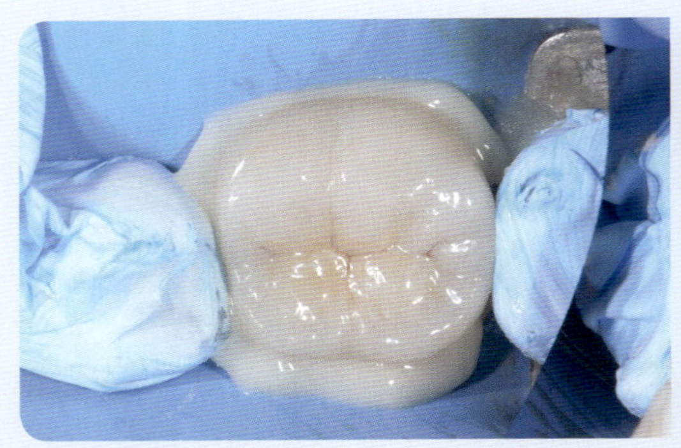

2-7　加温軟化したCRペーストにてセメンティング操作を行う

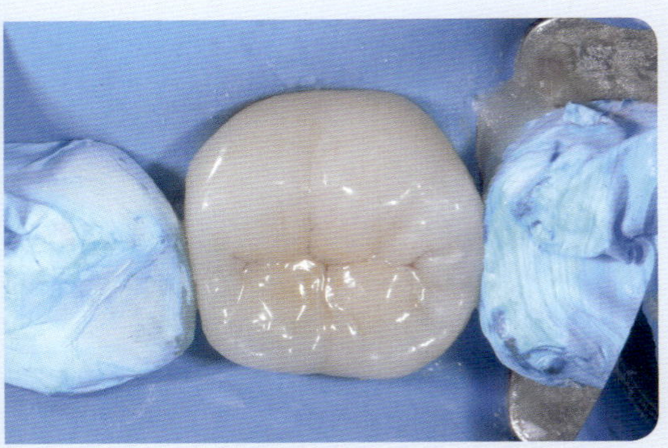

2-8　CRペーストにて接着操作を行うとセメント除去が容易である

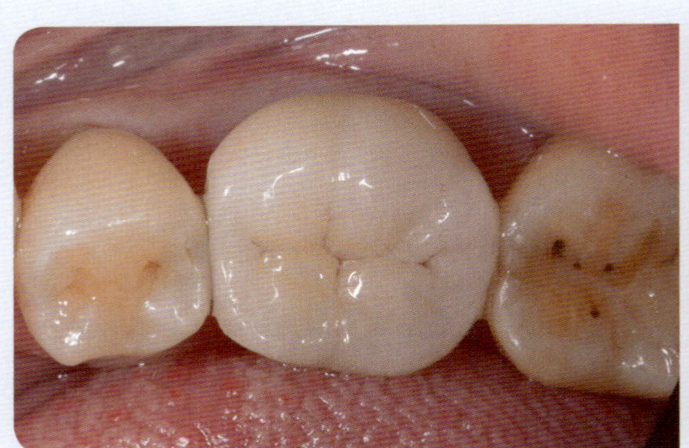

2-9　オーバーレイ装着後の状態

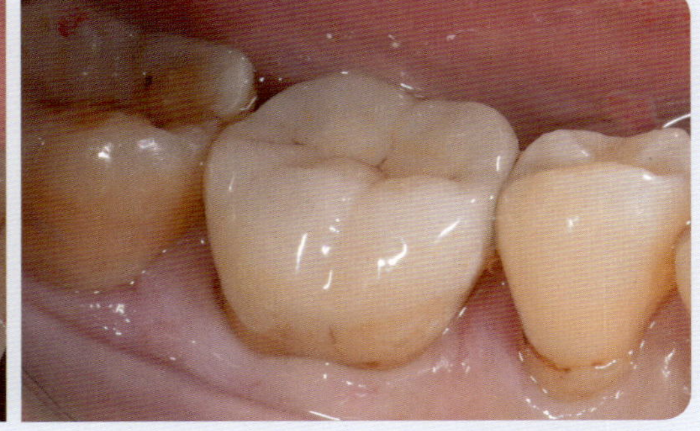

2-10　たとえわずかであっても，歯頸部歯質を温存する利点はあると考える

まとめ

本章ではオーバーレイのセメンティング操作について解説した．一切の維持機構をもたないオーバーレイに対して良好な予後を確立するためには，適切な接着操作が必要である．そのためには，各前処理材がどのような役割を果たしているかを理解し，適切な環境下で処置を進める必要がある．

文献

1) Del Bianco F, et al. Bond strength to lithium-disilicate ceramic after different surface cleaning approaches. J Adhes Dent. 2024; 26: 11-18.
2) Van den Breemer CRG, et al. Clinical and laboratory evaluation of immediate dentin sealing. J Mech Behav Biomed Mater. 2017; 72: 102-109.
3) Politano G, et al. Nonretentive bonded ceramic partial crowns: concept and simplified protocol for long-lasting dental restorations. J Adhes Dent. 2018; 20(6): 495-510.
4) Nogueira IO, et al. Does the application of an adhesive layer improve the bond strength of etched and silanized glass-ceramics to resin-based materials? A systematic review and meta-analysis. J Prosthet Dent. 2021; 125(1): 56-64.
5) Kameyama A, et al. Luting of CAD/CAM ceramic inlays: direct composite versus dual-cure luting cement. Biomed Mater Eng. 2015; 25(3): 279-288.fects of preheating and ultrasound energy on film thickness. J Esthet Restor Dent. 2022; 34(4): 641-646.
6) Falacho RI, et al. Luting indirect restorations with resin cements versus composite resins: Effects of preheating and ultrasound energy on film thickness. J Esthet Restor Dent. 2022; 34(4): 641-649.
7) 赤坂政彦．QDT 別冊／Basic Press Ceramics．クインテッセンス出版，2017．

Chapter
05
ディープマージンエレベーション
（DME）について

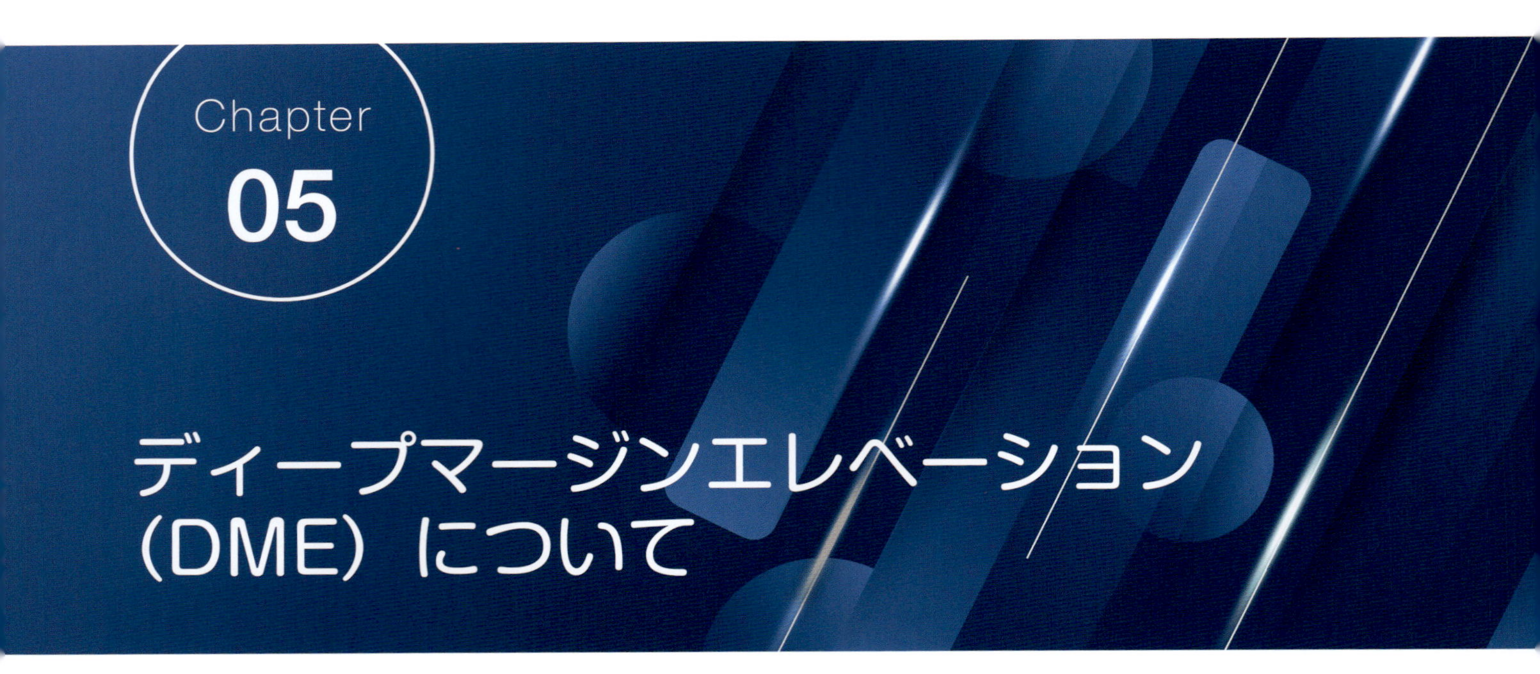

はじめに

これまで述べてきたように，セラミックオーバーレイは，基本的にフィニッシュラインがクラウンに比べて歯冠側に位置するため，歯質削除量が少なく，印象操作が容易，セメント除去が容易などの利点がある．しかし，臨床においては，部分的な歯肉縁下う蝕や実質欠損を伴うケースも少なくなく，必然的にフィニッシュラインが歯肉縁下となる症例も少なからず存在する．

維持形態を有さず，接着力にのみ依存するこの補綴装置は，歯肉縁下マージンにおいて，接着操作に必要十分な防湿環境を確保することが困難である．また，信頼性の高いエナメル質接着が部分的に失われるため，期待される接着力を得ることが難しい．

本章では，このようなフィニッシュラインが歯肉縁下となる症例に対して，どのような治療アプローチが有効であるか，文献を参考に考察したい．

歯肉縁下に歯質欠損を有する歯へのオーバーレイ治療について

歯肉縁下に歯質欠損を有する歯では，当然ながら同部のエナメル質が欠損している．オーバーレイ治療は，接着力にのみ維持を依存する補綴装置であるため，エナメル質との強固な接着が不可欠である．

一方，すべての接着修復には，適切な防湿環境の確保が必須であり，セラミック修復も例外ではない．フィニッシュラインが歯肉縁下に位置する場合，アクセスが制限されるため，適切なラバーダム防湿が困難となり，唾液，歯肉溝滲出液，血液などに継続的に曝露するリスクがある．そのため，オーバーレイ治療を行う際には，何らかの処置によって防湿可能な環境を整える必要がある．

以上より，オーバーレイ治療における課題として，「エナメル質欠損による接着力の低下」と「防湿環境の確保の困難さ」の２点があげられる．

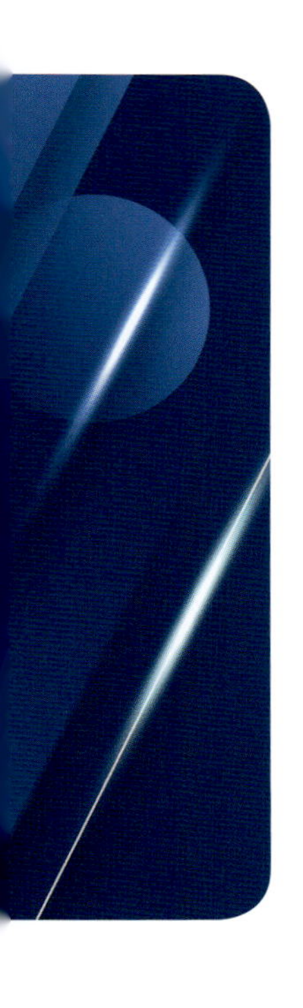

それでは，まずは歯冠全周からみて，どの程度の範囲までのエナメル質欠損であればオーバーレイ治療が適応となるのか，考えてみたい．

1. エナメル質がどの程度保存されていれば，オーバーレイ治療は許容できるのか

Cardosoら[1]はう蝕を除去した残存歯の壁の高さと厚みに注目した．まず歯質の強度を考慮し，健全歯質壁の厚みが1 mmに達するまで薄い壁を垂直的に削合したのち，その壁の高さが3 mmを超える部分が歯冠全周の2/3以上を占める場合はオーバーレイ治療が可能であり，1/3～2/3の場合は部分的に垂直的なプレパレーションを施したオーバーレイ治療にて対応できると示した．それ以上に歯質壁が失われている場合には，接着に依存する補綴装置ではなく，従来型の維持抵抗形態を有するクラウンが適切であるとした（図1）．

なお，残存歯質壁の基準を3 mmとする理由について言及したい．残存歯質壁が垂直方向に失われると，エナメル質の厚みが水平的に薄くなり，同時に接着界面に水平方向の荷重が集中する．極端な例として，歯肉レベルで完全に平坦な形成を行った場合，以下の2つの理由により，補綴装置が脱落するリスクが高まることを意味する．

① 補綴装置のサイズが垂直的に大きいほど，接着界面に強い引張応力が作用し，接着が剥離しやすい．

② フィニッシュラインのエナメル質が薄い場合，長期的な接着の予測が困難となる．

したがって，残存歯質壁には，ある程度の最小限の高さを設定することが理に適っている．

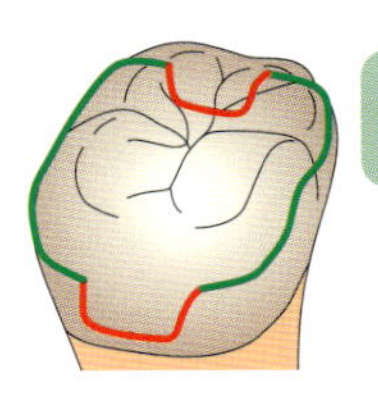

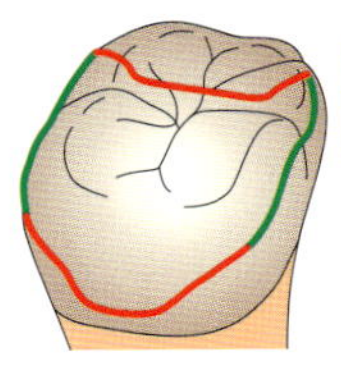

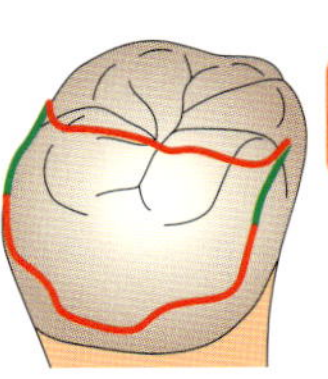

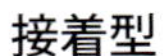

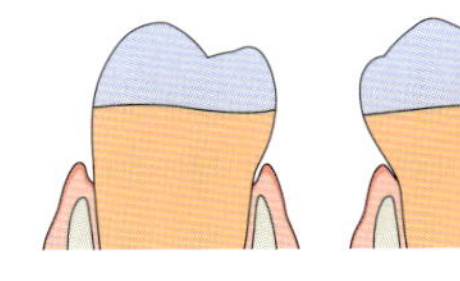

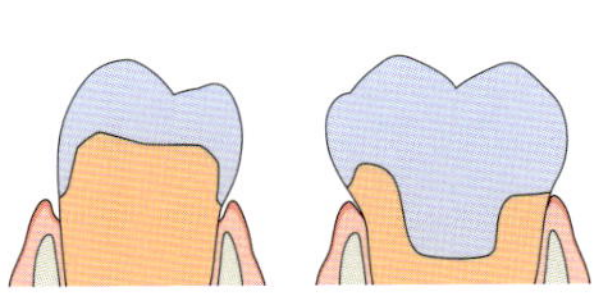

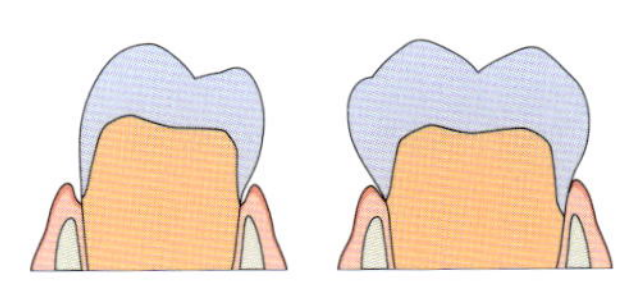

図1 残存歯質壁の量によって補綴装置の形態を選択する（緑線はエナメル質が残存している歯質壁，赤線はエナメル質を失った歯肉縁下に位置している部分）．筆者は安全域を考慮して歯肉縁下に達する歯質欠損量が全周の1/2までのケースをオーバーレイの適応と判断している（Cardoso，2024[1]をもとに作成）

では，その高さをどこまで確保すればよいか．具体的には，臨床的な歯冠の約半分，つまり頬側や舌側の臼歯 CEJ から 2 ～ 3 mm 歯冠側にある位置が妥当な高さとされている．

この高さよりも歯肉側でフィニッシュラインを設定すると，エナメル質が 1 mm 未満と非常に薄くなり，長期的な接着の予測が困難となる．

しかし，これら数値は厳密なガイドラインではなく，概念的な思考プロセスの一助として捉えるべきであり，実際には術者の判断によるところも少なくないが，参考になる考え方である．筆者の場合は上記論文よりも安全域を考慮して，咬合面側から観察し，歯冠全周の 1/2 までを越えないエナメル質欠損を，オーバーレイ治療の適応と経験的に判断している．

2. いかにして歯肉縁下欠損を有する歯の防湿環境を整えるか？

続いて，歯肉縁下欠損症例にはどのように防湿を行うか考えてみたい．一般的には，次の手法を用いて歯肉縁下に位置する歯質を歯肉縁上に移動させることで対応する．

① 臨床的歯冠長延長術（クラウンレングスニング）（図 2）

フィニッシュラインが歯肉縁下に位置している部分の歯肉弁を翻転し，歯槽骨削合を行い，外科的に歯肉を下げる方法．この方法であればフィニッシュラインを歯肉縁上に移動させることができるため，印象採得や接着操作が容易となる．その一方，歯肉縁の連続性を保つことができなくなる，下部鼓形空隙が広がることによって頬舌側からの食物残渣が侵入しやすくなる，患者に追加の費用が発生する，治療期間が延長する，などのデメリットを有する．本手法は歯肉縁下に達するう蝕が広範囲にわたる場合や歯冠破折が歯槽骨縁下に位置しているなど，物理的に防湿環境を設定できないような重度かつ広範囲な歯肉縁下欠損症例が適応となることが多い．

② 矯正的挺出（図 3）

歯根を矯正力で挺出させ，フィニッシュラインを歯肉縁上に位置させる手技であり，クラウンレングスニングと併用されることが多い．高さ 2 mm，厚み 1 mm の歯質壁を

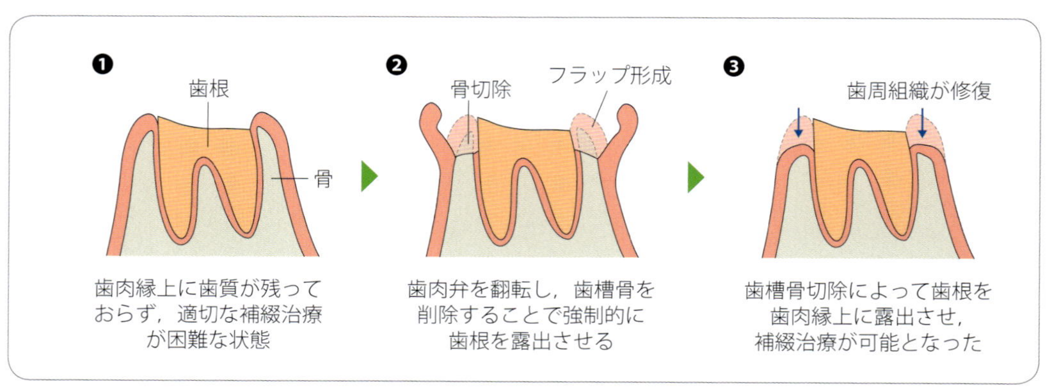

図 2　クラウンレングスニング：残存歯質がほとんどなくこのままでは補綴治療が困難な場合は，歯肉弁を開き歯槽骨削合を行うことで歯質を歯肉縁上に位置させる

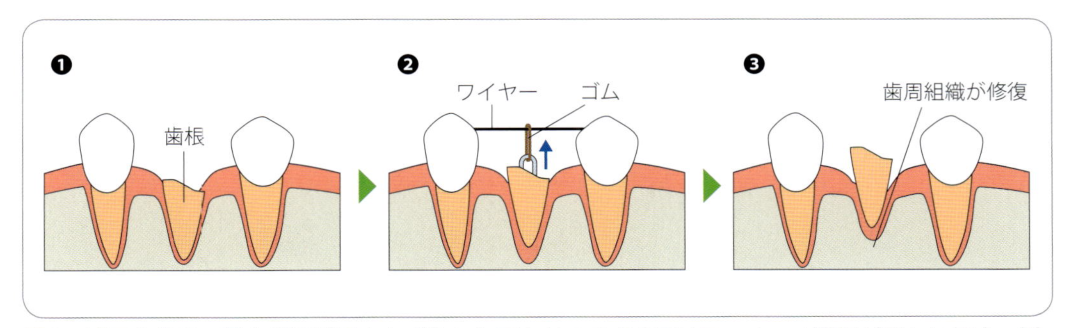

図3　矯正的挺出：残存歯質がほとんど失われておりこのままではフェルール獲得が難しい場合，矯正力によって歯根を牽引し，残存歯質を歯肉縁上に位置づける

有した適切なフェルールを獲得しようとすると，歯冠歯根比が悪化することがある．歯冠長延長術と同様，治療期間が延長する，追加の費用が発生するなどのデメリットが生じる．

これらの手技が有効な場面も多いため，シチュエーションに応じて手技をミックスしながら検討することも多い．ただ，いずれの手技でも歯根または歯槽骨の位置を変化させるため，歯冠歯根比の悪化やさらなる付着の喪失，歯根の陥凹部や根分岐部が口腔内に露出する，治療期間が長引くなどのデメリットが生じる可能性をはらんでおり，術後の状態をきちんと予測したうえで手技を検討することが好ましい．この２つの手法はどちらかといえば，クラウン治療のためにフェルールの獲得を前提とした治療手技といえる．

歯肉縁下の欠損程度にもよるが，筆者はこれらに加えて，ディープマージンエレベーションも多用している．以下，その有効性について述べる．

ディープマージンエレベーション

ディープマージンエレベーション（DME，図4）とは，歯肉縁下における歯質欠損部にコンポジットレジン（CR）を用いて歯冠側へとビルドアップを行うことで，補綴装置のマージンを歯肉縁上に位置した CR に求める手法である．すなわち，オーバーレイ装置のマージンが部分的に CR と接着することとなる．

臨床的には有意義に思えるこの手技を，臨床医はそれほど頻用していない．その理由として，歯肉縁下に CR 充填を行うことは歯周組織にとってマイナスとならないのか？　補綴装置のマージンラインが CR 上に位置してよいのか？　などの疑問が解消されないことも一因だろう．そして，それら疑問に答えるだけの明確なエビデンスを有した臨床研究論文が現状ではみられないことも，その一因であろう．

しかしながら，経験則でしかないものの，筆者が日常臨床で DME を有効と感じる場面は少なくない．したがって本項では，DME に関して現在知りうる有益な文献をまとめ，本手技をトライするうえで知っておくべき知識について整理していきたいと思う．

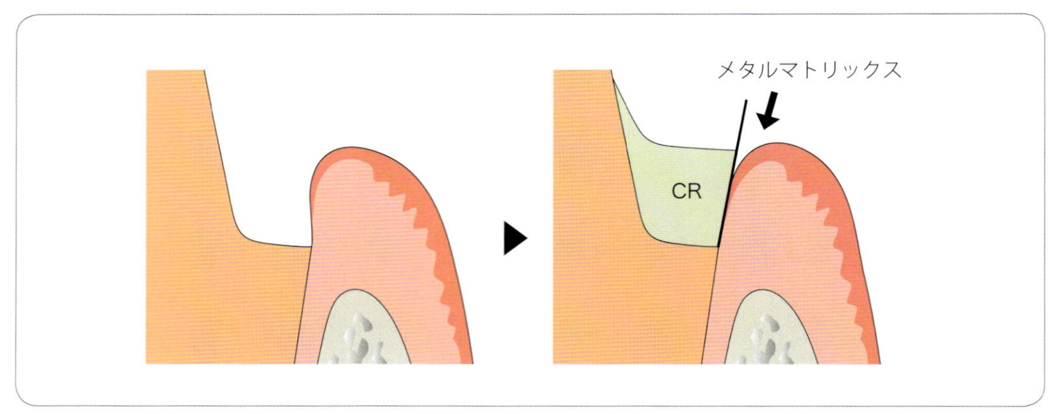

図4　DME：部分的に歯肉縁下まで歯質が失われており，このままでは印象操作や接着操作が困難な場合に，CRをビルドアップすることで補綴装置のマージンを歯肉縁上とする手法

1. DMEの概要と文献的考察

DMEに関する文献は，*in vitro* 研究と症例報告が大半である．DMEの起源を少しだけ紐解くと，1998年にDietschiら[2]によってその術式が紹介され，その後さまざまな研究者によって「Cervial margin relocation」,「Proximal box elevation」,「Coronal margin relocation」などと呼称されてきた．

DMEの利点としては，下記の項目があげられる．

- 印象操作の容易化
- ラバーダム防湿の容易化
- 補綴装置のセメンティング操作の容易化
- 治療期間の短縮化
- 外科手技の回避

DMEが前述した2つの手技と決定的に異なるのは，歯肉，歯槽骨，歯根の位置関係が術前と変化しない点である．このように術者にとっても患者にとっても有益な利点を有する一方，臨床医にとってDMEが一般的な手法とならない理由の1つに，歯周組織への為害作用に対する懸念があげられるだろう．

CRと接した歯周組織がどのような反応を示すかという点に関する科学的データは比較的少ない．過去の研究では，修復されたCRの周縁は，健康なエナメル質表面よりもプラーク指数が高く，歯肉炎も顕著ではないかと考えられてきた．

しかしながら近年では，いくつかの実験的研究により，プラークの蓄積に関して有意な差は見られないことが示されている．2009年，Santamariaら[3]はランダム化比較臨床試験を実施し，NCCL（Noncarious cervical lesion，非う蝕性歯頚部欠損）のある歯に対してレジン含有グラスアイオノマーセメントを充填し，根面被覆を行ったところ，充填していないコントロール群と比較して，根面被覆率が同等であることを示した．CR 修復群は結合組織移植（CTG）単独群よりもわずかにポケットの深さが大きかったが，その他の歯周組織パラメータには有意差は見られなかった．

2014 年，Comuzzi ら[4] は NCCL に伴う歯肉退縮歯に対し CR 修復を行い，CTG および歯肉弁歯冠側移動術にて治療した．ブロック生検後の組織学的検査では，CR 修復の大部分に上皮付着がみられた．

Konradsson ら[5] は，ヒトに実験的歯肉炎を誘発する研究において，5 級窩洞の CR 修復物またはセメント修復物周囲の歯肉溝滲出液から炎症マーカーであるインターロイキン-1（IL-1）の濃度を分析し，健康なエナメル質周囲と比較した．その結果，健康な歯肉または実験的歯肉炎の条件下において，2 つの材料間に違いは認められなかった．したがって，歯肉炎が存在する場合であっても，これらの材料は歯肉溝滲出液の増加または炎症に影響を与える要因ではないと示唆された．

このように，歯周組織と接する CR 表面を滑沢な面に仕上げることができており，プラークコントロールが良好であれば，ただちに歯肉に炎症を惹起させることもなく，場合によっては長い上皮性付着も期待でき，臨床的に十分許容できる術式と考えられる．

ではその予後や生存率についてはどうだろうか．Bresser ら[6] は DME を行った臼歯に 197 のセラミック間接修復を行った．その予後を 12 年追ったところ，95.9%を超える生存率であったと報告している（8 件の失敗のうち 5 件はう蝕の再発によるものであり，DME とは直接な関係はなかった）．別の後ろ向き臨床研究では[7]，6 ～ 21 年の追跡期間において，DME を適用した場合に二次う蝕は観察されなかった．また近年のシステマティックレビューでは，DME は外科的歯冠長延長術よりも生存率が高いと結論づけられていた[8]．

2．歯周組織とマージン設定位置について

それでは実際の臨床において，垂直的にどの程度の歯質欠損であれば DME が適応となるか，考えてみたい．

オーバーレイに限らず，歯周組織辺縁におけるマージンの位置については何十年と議論の的になってきた．歯周組織下部においては固有歯槽骨とセメント質とが強固なコラーゲン線維にて結合しており，その歯冠側では歯肉内縁上皮が歯根とヘミデスモゾーム結合した接合上皮を構成し，歯肉溝へと繋がっている．

歯周組織の健康を望むのであれば，本来のマージン設定は歯肉縁上が望ましいが，審美的理由から歯肉溝内マージンを設定することもある．しかし，深部結合組織にまでマージン位置を設定してしまうと慢性炎症を惹起する可能性も示されており，安易な判断はできかねる．また，接合上皮部にマージンを置くべきかどうかについても，現在のところ明確なコンセンサスが得られていないし，臨床の場でプローブによる測定だけで組織学的な位置を判断するにはそもそも無理があると考える（図 5）．

それでは歯質欠損が歯肉縁下に位置している場合，垂直的にどの程度の範囲までを DME の適応と判断すればよいだろうか．ここからは筆者の主観が入るが，臨床的な結論を先に述べると，DME が適応となるのは「その欠損深さが防湿可能な骨縁上にある場合まで」としたい．

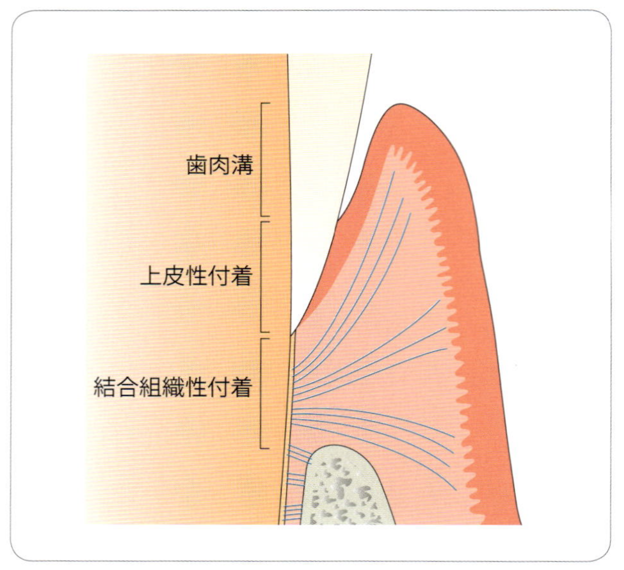

図5　天然歯の歯周組織．補綴装置のマージンをどこに位置づけるかはさまざまな考え方がある．DMEを行う場合も同様で，組織学的には結合組織性の付着を侵害しない程度までとしたい（歯槽骨から一定の距離を離す）．それを超える歯質欠損では歯槽骨削合を伴う手技を選択，併用するとよい

歯槽骨から縁上2 mmまでをDMEの適応とすべきとする文献もあるが，そもそも個人によって数値にはバラツキがあるため，2 mmという平均値にとらわれすぎる必要はないと考える．臨床的には何よりも，その欠損部位までを適切に防湿できるかどうかが最重要と筆者は考えている．また歯質欠損が骨縁下に達してしまうと，歯槽骨整形なくして防湿環境を設定することが難しいだけでなく，Supracrestal tissue attachment（旧Biologic width）を著しく侵害してしまい，歯周組織の慢性炎症を惹起してしまう可能性が高くなってしまう．そのようなシビアな骨縁下欠損の場合には，歯槽骨から補綴装置マージンまでの距離を適切に確保するため，歯槽骨削除を伴う臨床的歯冠長延長術が推奨される．

いずれにせよ，筆者はDMEの適応を，部分的に歯肉縁下に位置したフィニッシュラインが上皮性付着内か結合組織内かについては臨床の場では正確な判断がつきかねるものの（心情的には，できれば上皮性付着の範囲内までとしたい），基本的に骨縁上欠損であり防湿可能な症例までとしている．

DMEの術式

前述したように，オーバーレイ治療におけるDMEの適応を満たしており（咬合面観で1/3～2/3までのエナメル質欠損，垂直的には歯槽骨縁上までの歯質欠損），なおかつマージン位置を適切に防湿できるかどうかが，症例選択の見極めに重要である．したがって，う蝕除去後にマトリックスの試適，歯槽骨頂からの距離測定などを行い，DMEの適応基準となるかどうかの診断を行う．

条件が満たされた場合，歯肉縁下歯質欠損部の周囲にはステンレス製のマトリックスバンドが装着され，歯肉縁下欠損部が歯周組織から隔離されることとなる．この際，マトリックスの安定のためには頬側，舌側両方に十分な歯質の壁が存在していることが前提条件である．このとき用いるマトリックスは弯曲を有しており，欠損相当部は限局的に他の部分よりも深く挿入できる形状となっていることが好ましい．筆者は，トッフルマイヤーに用いるマトリックスバンドがDME用にあらかじめトリミングしてある『Deepマトリックス』（TOR VM）を使用している．通常のマトリックスバンドでは局所的に深い部分にバンドを位置づけることが難しいが，トリミングすることによってこれが可能となり，大変便利である（図6～8）．

また，局所的に深い欠損がある場合，「Matrix-in-matrix」法にて対応することも望ましい．これは，トッフルマイヤーの中にもう1枚トリミングを施したマトリックスを挿入し，外側にあるトッフルマイヤーを締めることによって内側のマトリックスを緊密に適合させ，辺縁封鎖を図る方法である（図9，10）．

このように，DMEではマトリックスの設置に最も苦慮すると思われる．どうしても歯質とマトリックスとの間に隙間が生じてしまう場合は，テフロンテープを隙間に使用するなどさまざまな工夫を凝らして，マトリックスによる歯周組織からの隔離を達成できるようにする．

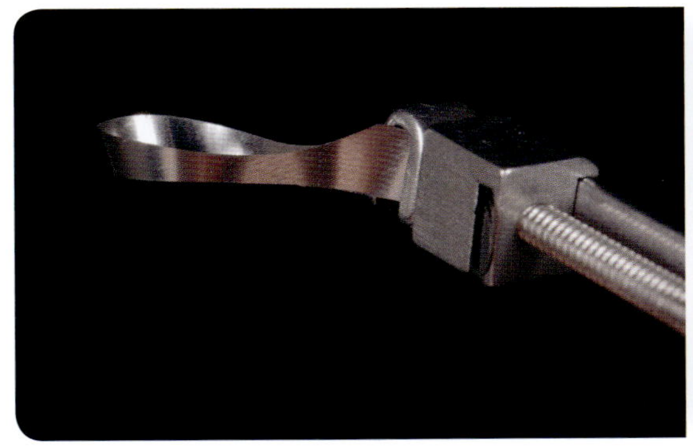

図6　通常のマトリックスバンドと異なり，厚みが均一でない，DME用にトリミングされたマトリックスバンドを用いる．歯肉縁下の深い部分にマトリックスを位置づけるのに適している

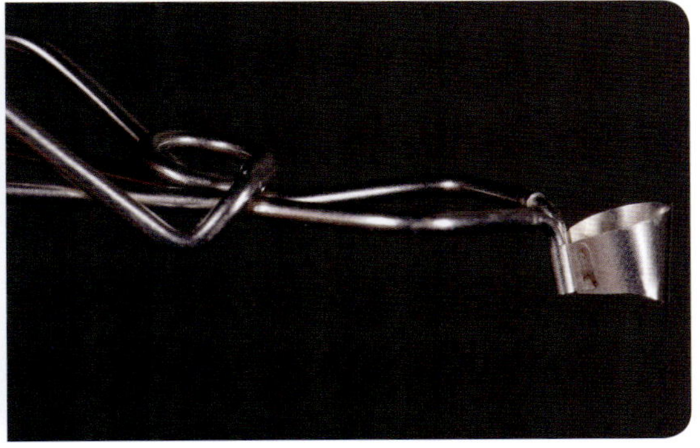

図7　クリップ状の器具にカーブの入ったマトリックスを用いることで歯肉縁下の歯質欠損に対応することもできる

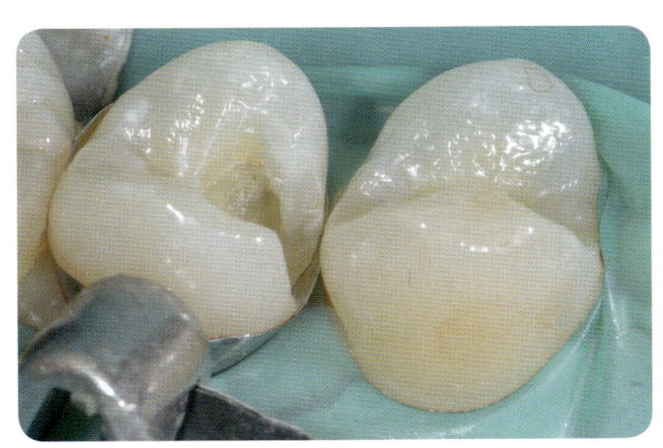

図8　5| 近心のフィニッシュラインが歯肉縁下になっている症例．トッフルマイヤーに装着したDeepマトリックスバンドを用いることで，歯肉縁下であってもしっかりとバンドを密着させることが可能となる

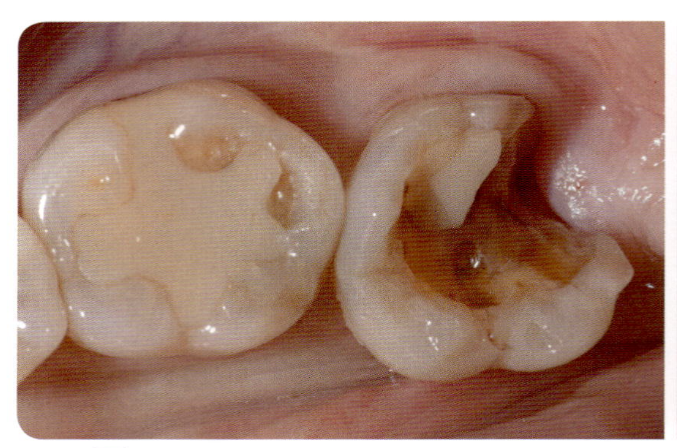

図 9　7┘の遠心部に大きな歯質欠損を認める．通常のマトリックスでは歯質と密着させることが困難である

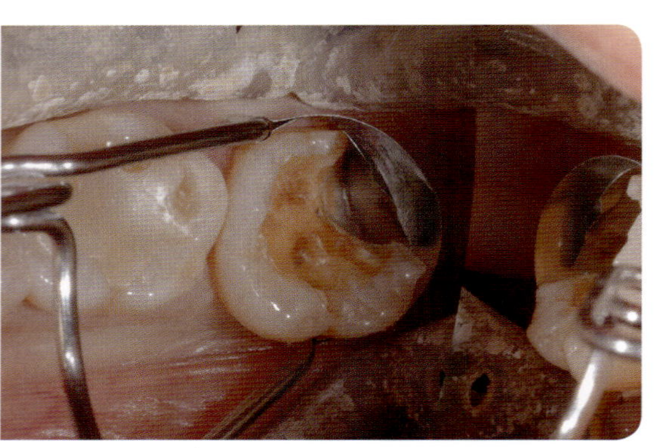

図 10　クリップ状の特殊なマトリックスシステムを用い，さらにその内部にトリミングした金属マトリックスを位置づける（Matrix-in-matrix）．2 枚の金属マトリックス間にはテフロンテープを挿入し，歯質へ密着させる

その後，CR のビルドアップ操作に移るが，現在の DME は IDS（Immediate Dentin Sealing．Chapter 3 参照）と併用される形で用いられる．すなわち，う蝕除去後に露出した象牙質にボンディング材を塗布し，フロアブル CR を薄く充填するとともに，DME 相当部分はそのままフロアブル CR にて歯冠側へとビルドアップを行う．ここで DME を行った歯肉と接する部分の CR をあえて研磨する必要はない．歯肉と接する部分の CR はマトリックス内面に充填してあるため，未重合層を残してしまう酸素とも触れておらず，非常に滑沢な面を有しているからである．中途半端に研磨を行うとかえって面が乱れ，期待する上皮性付着の形成にマイナスの働きを起こしてしまうと考える．

こうして DME を行った後は，前章までの流れに則り，同部をマージンとしたオーバーレイの形成を行うこととなる．

まとめ

実際の臨床ではう蝕や修復物の脱離，破折などを伴い，歯肉縁下に歯質欠損を伴う症例も少なくない．条件は限られるものの，DME はそれらの症例に有効な手法となる．一見すると敬遠されがちな手法であるが，本文で述べたとおり臨床医の肌感覚とは異なり，現在では有効とする論文も多く揃ってきているため，臨床の場に応じてこの術式を選択することは有意義である．ぜひ臨床に応用していただきたいと思う．

文献

1) Cardoso JA. Clinical guidelines for posterior restorations based on coverage, adhesion, resistance, esthetics, and subgingival management. The CARES concept: Part III-subgingival margins, "ferrule" design, and posts in severely compromised teeth. Int J Esthet Dent. 2024; 19(1): 14-33.
2) Dietschi D, et al. Current clinical concepts for adhesive cementation of tooth-colored posterior restorations. Pract Periodontics Aesthet Dent. 1998; 10(1): 47-54; quiz 56.
3) Santamaria MP, et al. Connective tissue graft plus resinmodified glass ionomer restoration for the treatment of gingival recession associated with noncarious cervical lesion: a randomizedcontrolled clinical trial. J Clin Periodontol. 2009; 36(9): 791-798.
4) Comuzzi l, et al. human histologic evaluation of root coverage obtained with connective tissue graft over a compomer restoration. Int J Prosthodontics Restorative Dent. 2014; 34(1): 39-45.
5) Konradsson K, et al. Interleukin1 levels in gingival crevicular fluid adjacent to restorations of calcium aluminate cement and resin composite. J Clin Periodontol. 2005; 32(5): 462-466.
6) Bresser RA, et al. Up to 12 years clinical evaluation of 197 partial indirect restorations with deep margin elevation in the posterior region. J Dent. 2019: 91: 103227.
7) Dietschi D, et al. Evidence-based concepts and procedures for bonded inlays and onlays. Part III. A case series with long-term clinical results and follow-up. Int J Esthet Dent. 2019; 14(2): 118-133.
8) Mugri MH, et al. Treatment prognosis of restored teeth with crown lengthening vs. deep margin elevation: a systematic review. Materials. 2021; 14(21): 6733.

Chapter 06

セラミックオーバーレイのラボワークについて

執筆協力：松田健嗣（名古屋市昭和区・株式会社 greKen dental lab）

はじめに

近年，口腔内スキャナー（IOS）がチェアサイドに導入されることが増え，ラボサイドでの製作手順も変化してきている．

印象採得には従来どおりのシリコーン本印象と石膏対合模型とシリコーンバイト，IOS とシリコーン印象，IOS のみとさまざまな方法がある．ラボにおける設備によっても製作方法は変わってくるが，本章では株式会社 greKen dental lab におけるセラミックオーバーレイの製作ステップや注意点などを解説する．

IOS＋シリコーン印象

デジタル印象とシリコーン印象で印象採得がなされることにより，チェアタイムの短縮とこれまでどおりの適合精度が得られると考えている（図1～9）．

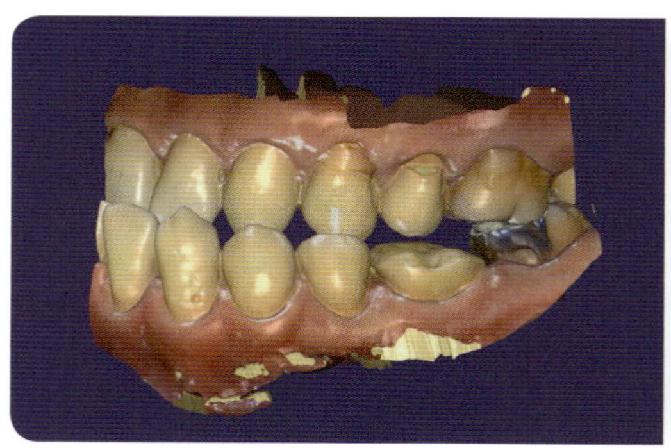

図1　Primescan（デンツプライシロナ）によってスキャンされ，ラボサイドに届いたデジタル印象．CAD ソフトは Exocad を使用している

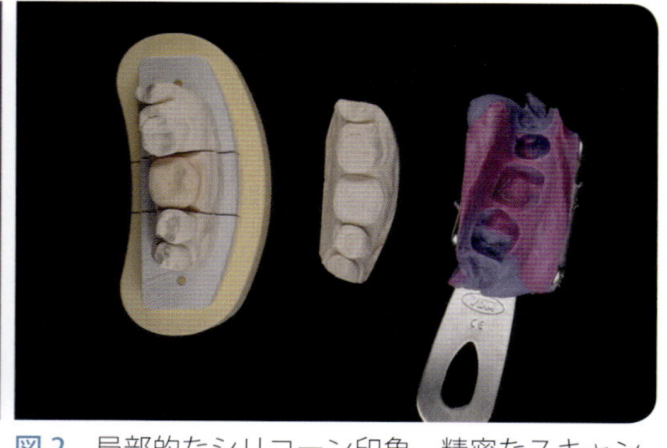

図2　局部的なシリコーン印象．精密なスキャンを行うための分割模型と，口腔内に最も近い状態の歯列模型を準備する

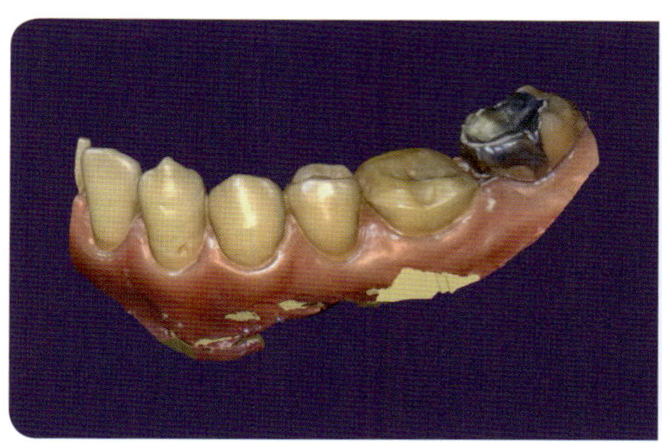

図 3　補綴製作部位のデジタル印象

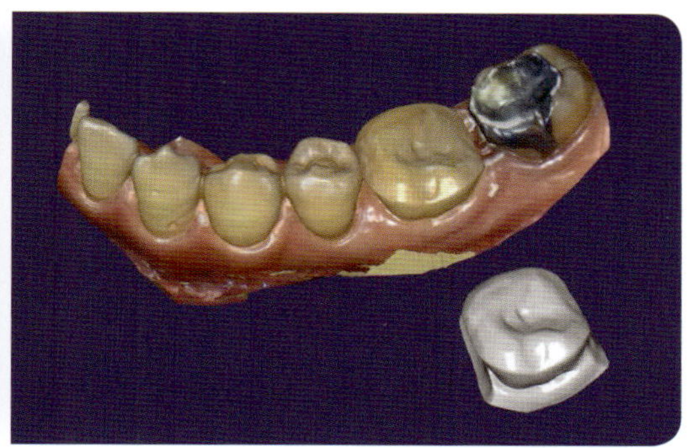

図 4　ラボスキャナでスキャンした石膏支台歯

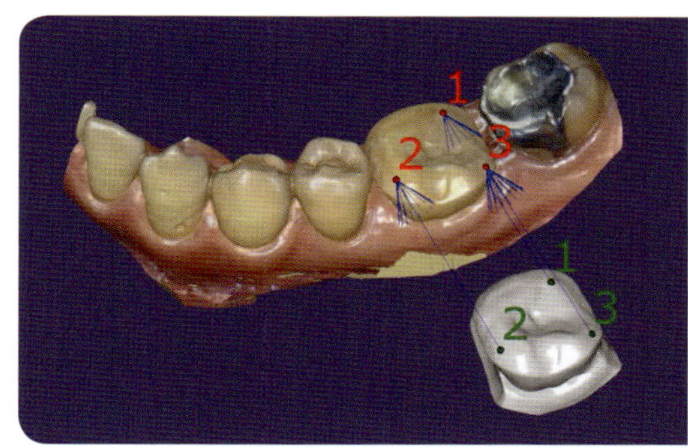

図 5　同一ポイントにマークしマッチングを行う

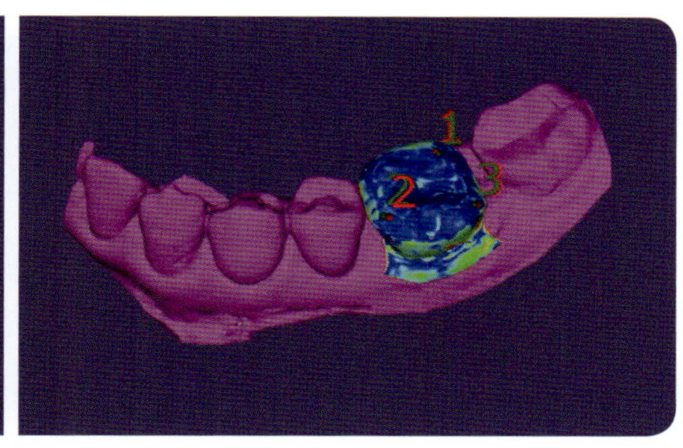

図 6　マッチング実行．Exocad でのマッチングは点ではなく，面にてマッチングを行うため，マッチング精度が高いと考えられる

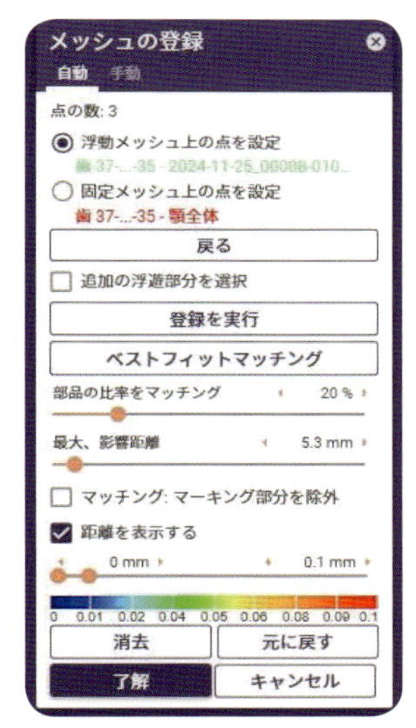

図 7　Exocad のマッチング画面．「登録を実行」を押すと同一ポイント同士が重なり，「ベストフィットマッチング」を押すと最大面積でのマッチングを行う．図中下のカラーバーは，青色はずれが 0 mm，赤色は 0.1 mm のずれを表しており，これをもとにマッチングを評価し，作業を進めていく

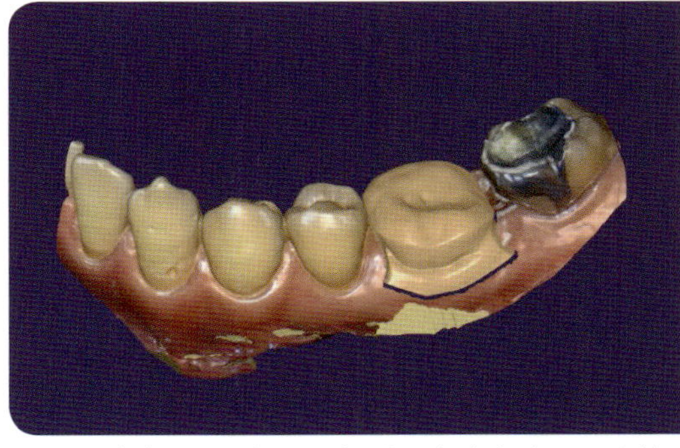

図 8　デジタル印象の一部が石膏支台歯に置き換わった状態

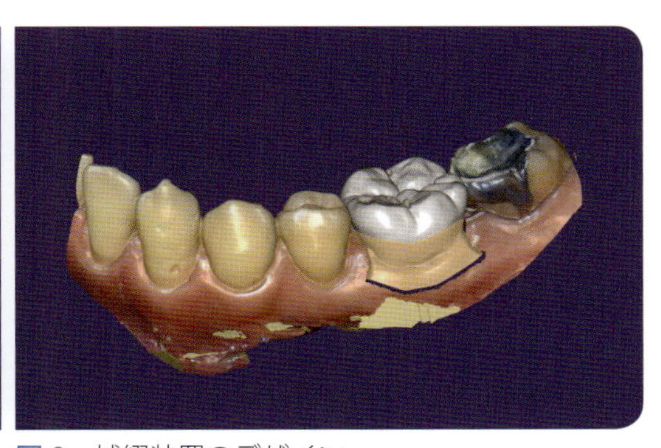

図 9　補綴装置のデザイン

IOSのみ

デジタル印象のみで印象採得がなされることにより，チェアタイムの短縮と患者の負担軽減に大きくつながると考えている（図10～15）．なお，現状3Dプリンターで製作する個歯にはできあがりの精度にばらつきがあると考えているため，当ラボでは石膏ディスクをミリングした個歯を使用し，マージンフィットや適合を確認して補綴装置を製作している（図16，17）．

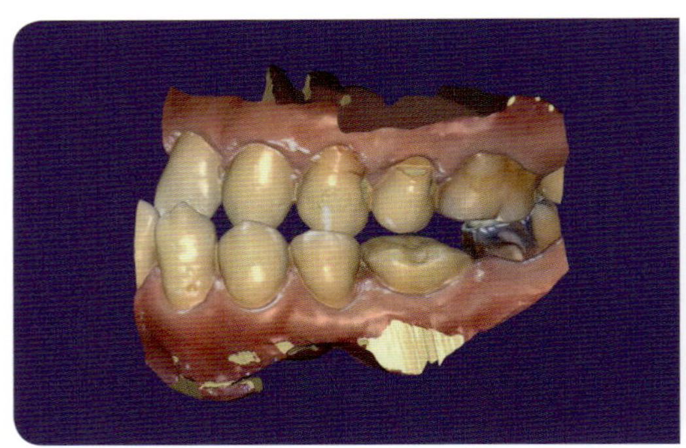

図10　デジタル印象

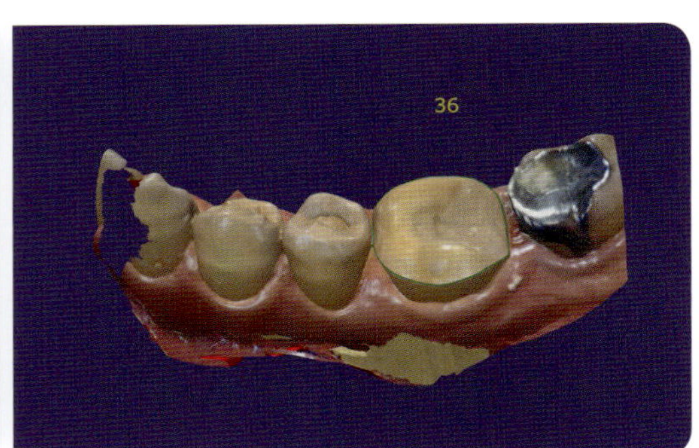

図11　マージンラインの設定

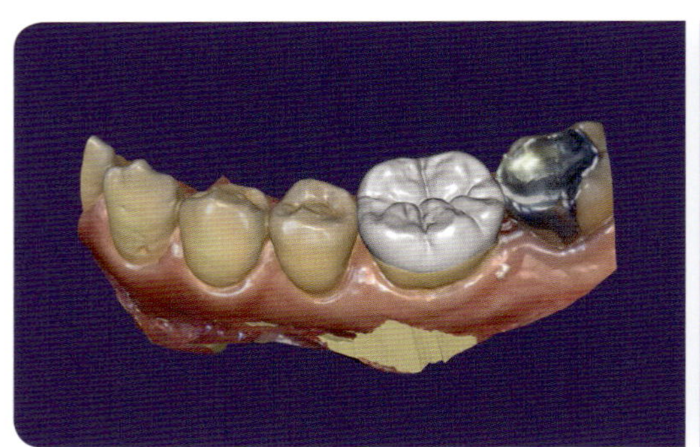

図12　補綴装置のデザイン

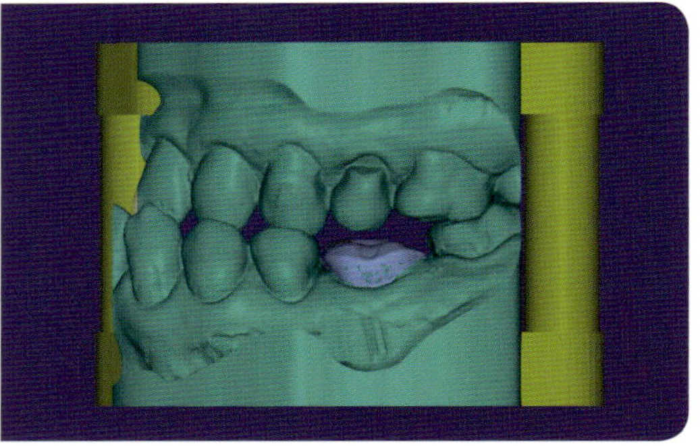

図13　模型の設計

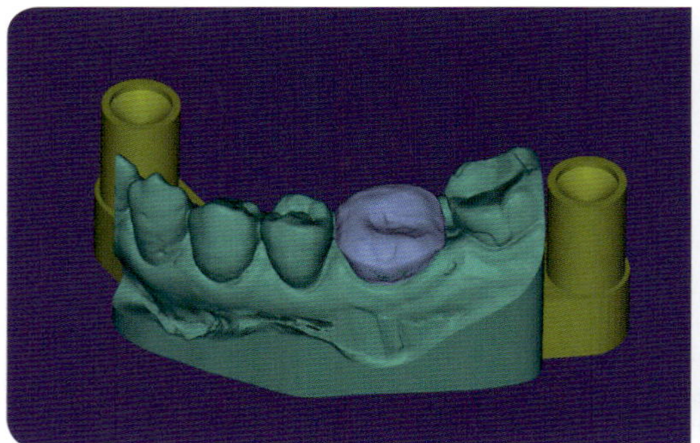

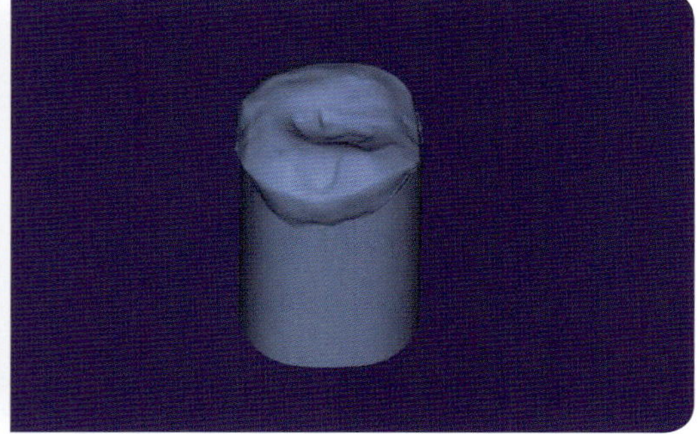

図14，15　デジタル印象のみの場合，適合を確認するため個歯を製作する

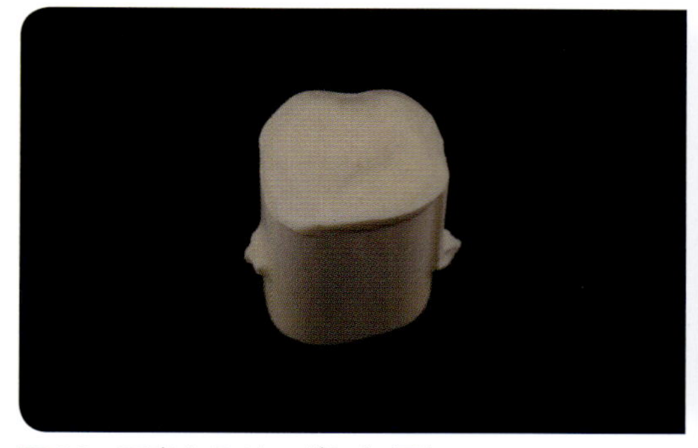

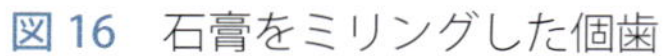
図16　石膏をミリングした個歯

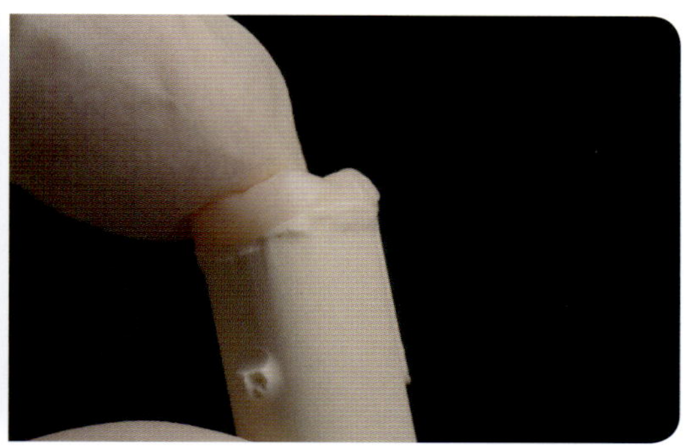

図17　ミリングしたワックスと個歯

セラミックオーバーレイの製作ステップ

冒頭でも触れたが，二ケイ酸リチウムガラスセラミックにて補綴装置を製作する際，ラボの設備によってこの後のステップに大きく違いが出てくる．

湿式の加工機を整備しているラボであれば，加工機にて削り出し，調整し，ステイニング，グレージングにて仕上げていくかと思う．

しかし当ラボには，乾式の加工機のみを導入しているため，ブロックの削り出しではなく，ワックスディスクからデザインした形態を削り出し，プレス式にてセラミックオーバーレイを製作している．以下，その技工ステップを紹介する（図18～36）．

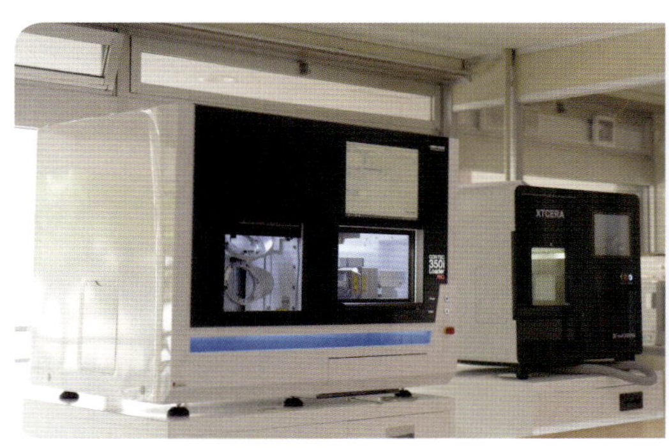

図18　当ラボで使用している乾式の加工機

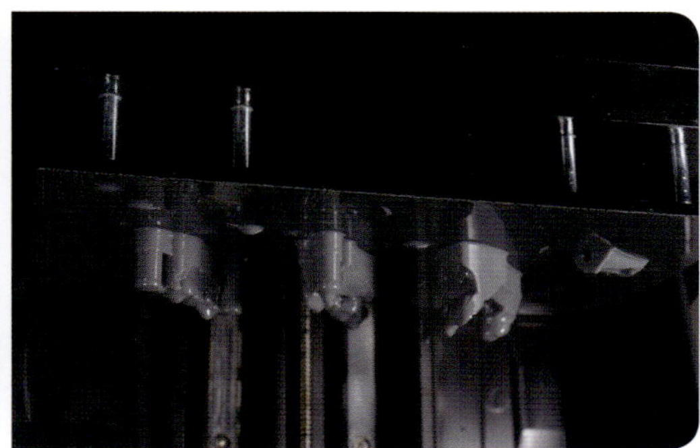

図19　当ラボで使用している3Dプリンター

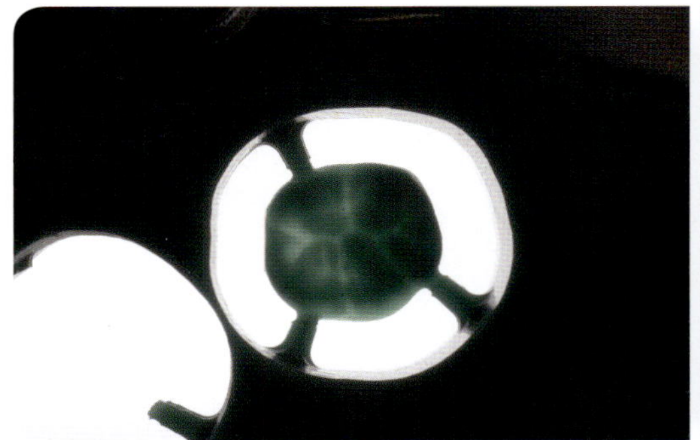

図20　ワックスミリング

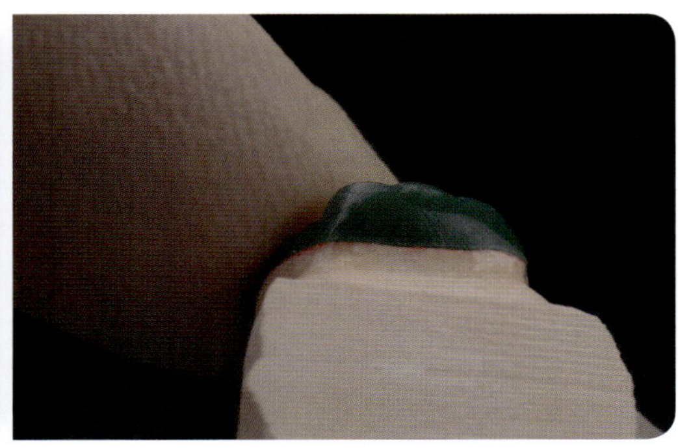

図21　トリミングした個歯や削り出しの個歯にて適合を確認する

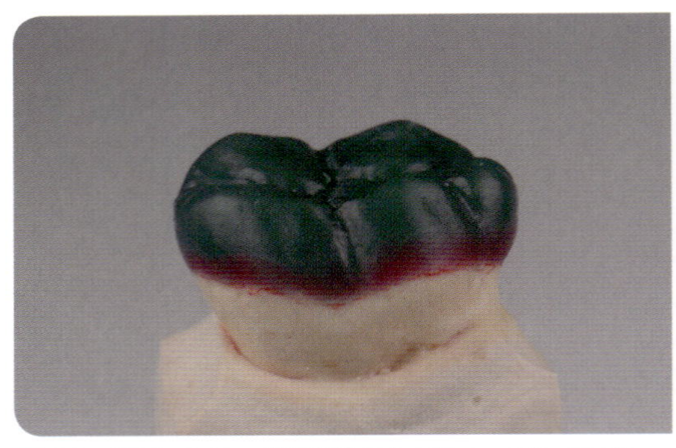

図 22　適合の甘い箇所があればマージンを締める

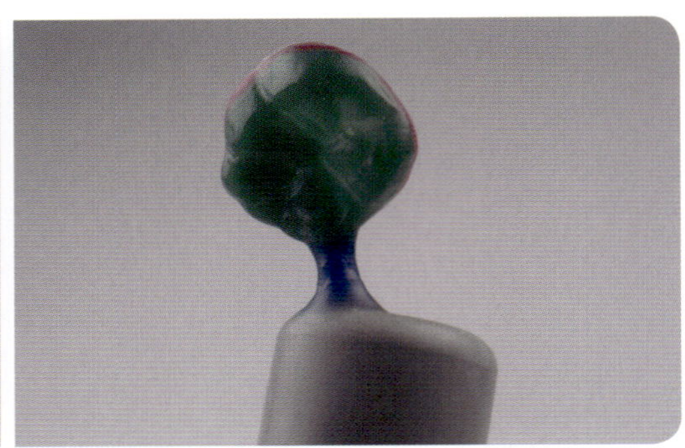

図 23　スプルーイングし埋没

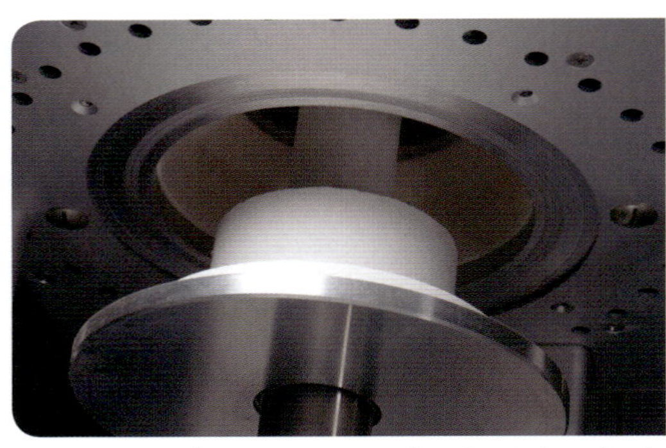

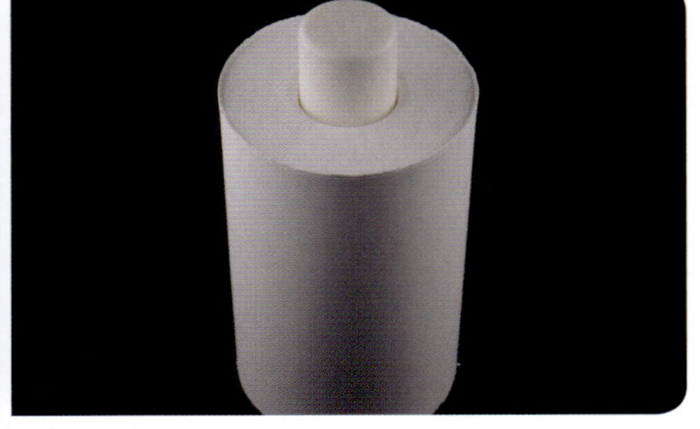

図 24，25　ポーセレンファーネスにてインゴットをプレスする

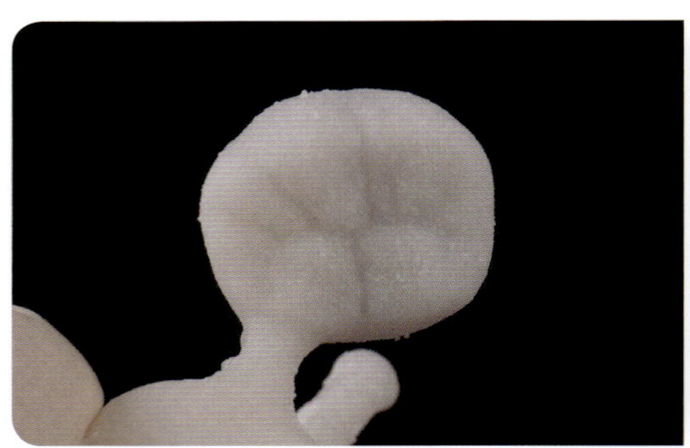

図 26　ガラスビーズにて掘り出した状態．反応層が残っている

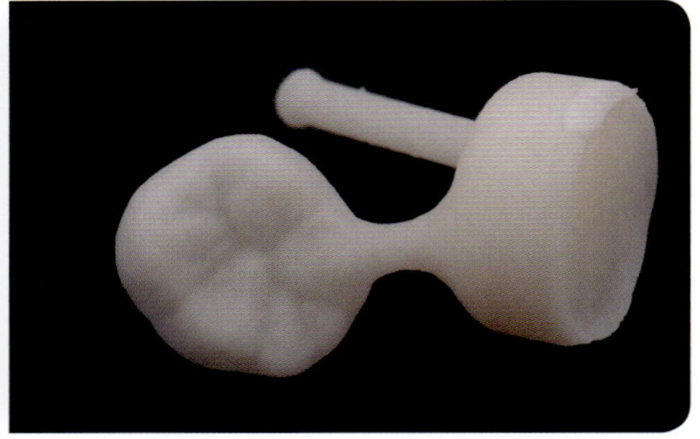

図 27　酸処理を行い，アルミナにて反応層を除去した状態

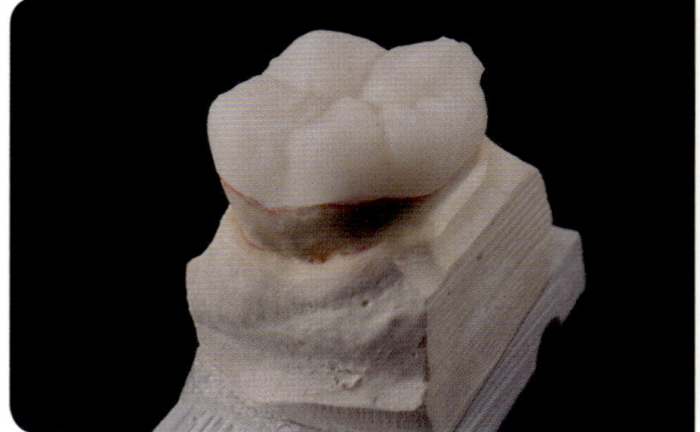

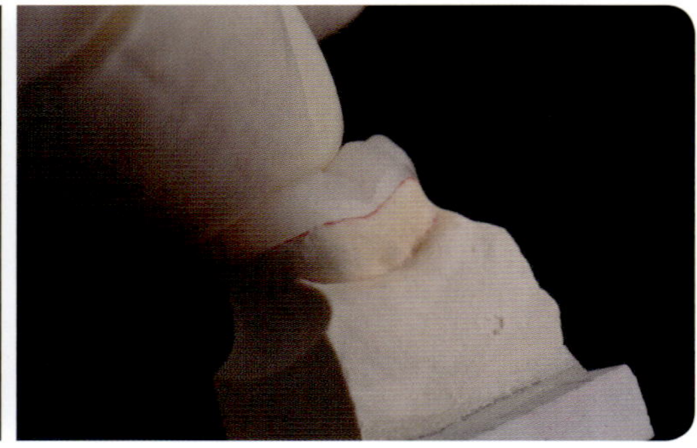

図 28，29　アルミナでは取りきれない反応層があるため，マイクロスコープを使用し適合させる

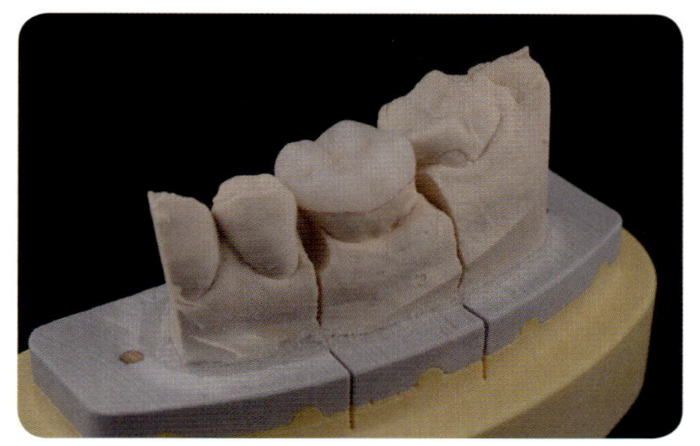

図30　適合に関しては，トリミングした個歯や削り出しの個歯にて確認する

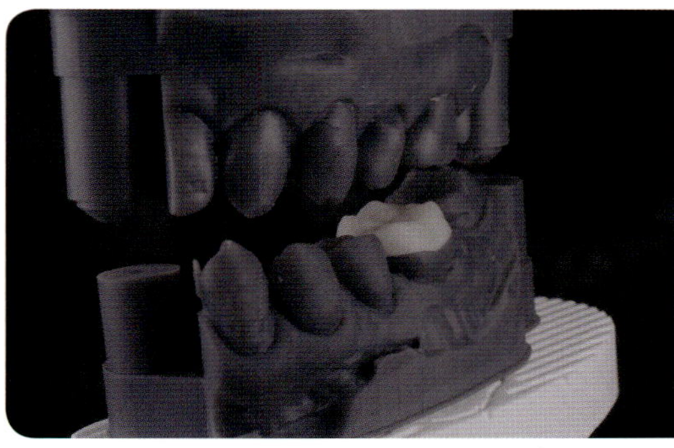

図31　バイトやガイドに関しては3Dプリンター模型にて確認している

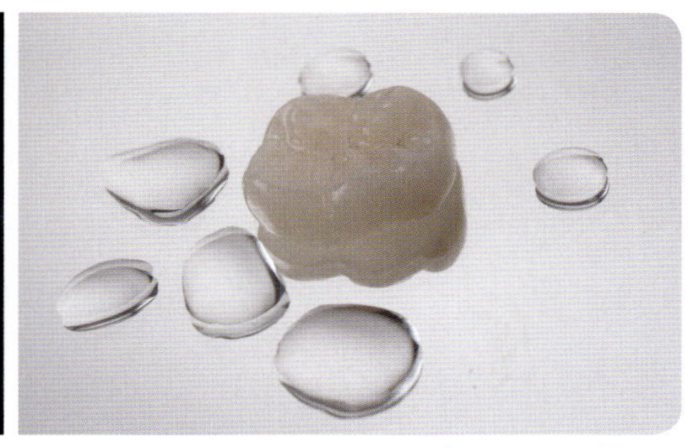

図32　ステイン材を焼結させグレージングペーストにて仕上げる

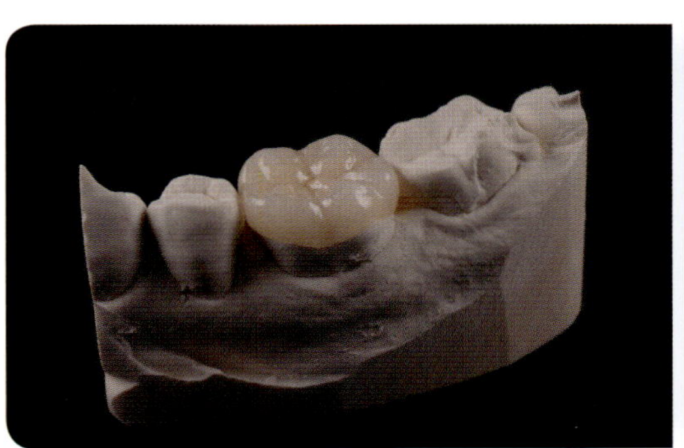

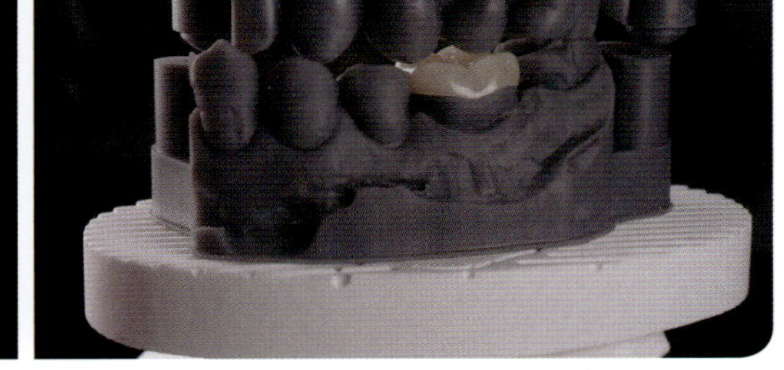

図33，34　最終的に歯列模型にて適合，コンタクトを確認し，3Dプリンター模型にてバイトやガイドを確認する

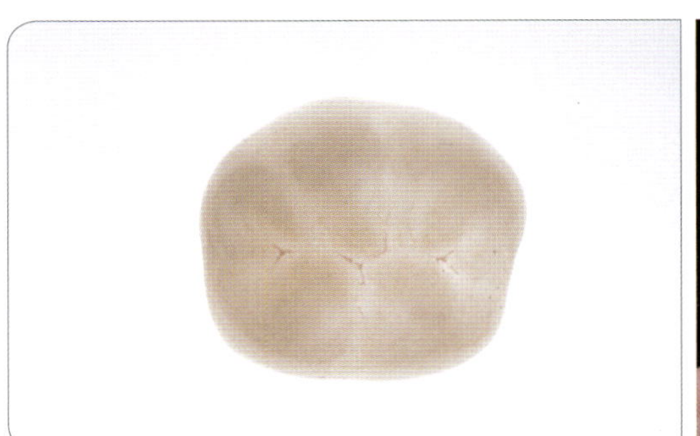

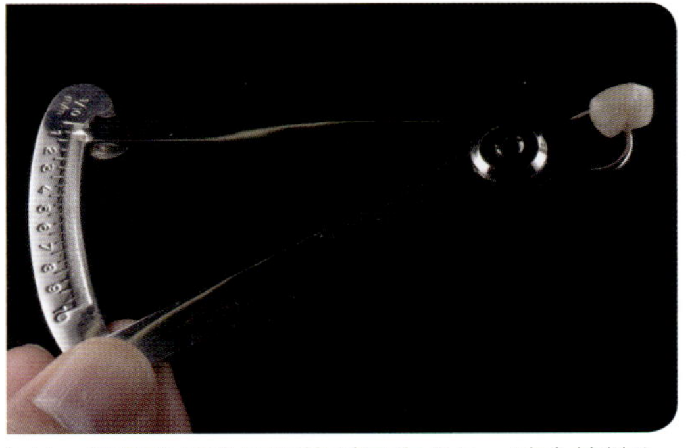

図35，36　適切なクリアランスで形成されているため，適切な咬合面形態が回復され，咬合接触も面ではなく点で付与することができている．強い光源下では透けて見えるが，薄い箇所でも補綴装置の強度に安心な厚みが確保されている

補綴装置製作に関する注意点

1. クリアランスに関して

Chapter 1，2で述べたように，クリアランスは補綴装置自体の強度，そして咬合面形態（咬合調整量の少ない形態）に非常に大切な要因になると考える（図37～40）．

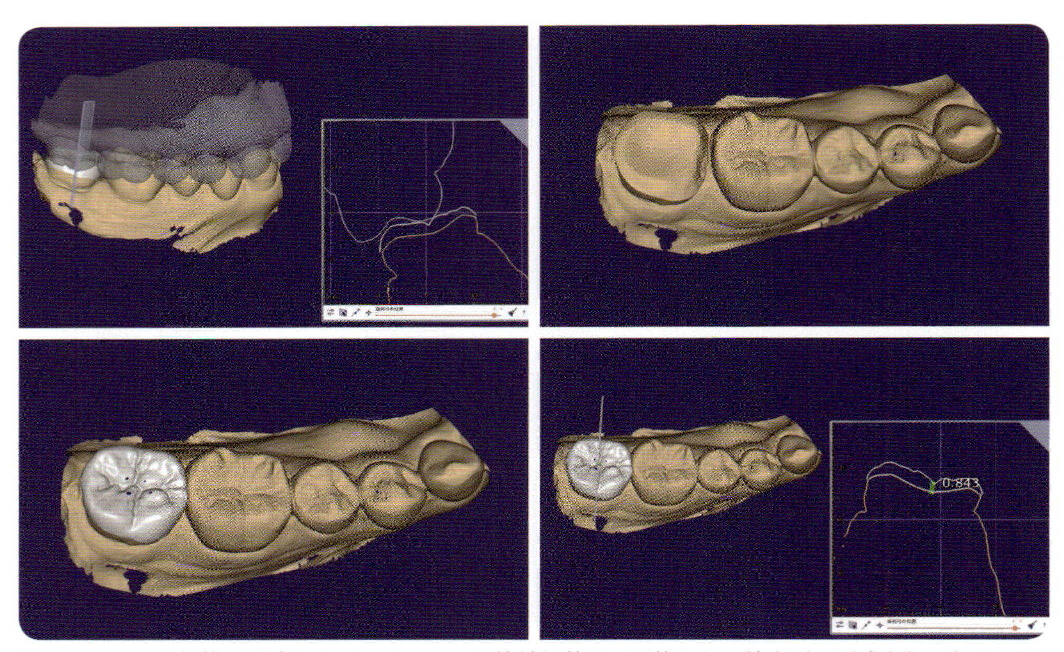

図37～40　理想的な形成とクリアランス．最終補綴装置の形態からの縮小形で形成されており，最も深い中心窩の厚みも十分確保されている．咬合面形態では中心窩や近遠心小窩，裂溝などの形態を付与することにより，咬合調整が必要になった場合でも削合量を最小限に抑えることができると考える

2. IOSに関して

① マージン設定を歯肉縁や歯肉縁下に設定するとマージンが不鮮明になりやすい

対応策としては，シリコーン印象や寒天アルジネート印象を局所的に採得し，デジタルとアナログを組み合わせる（図41～44）．

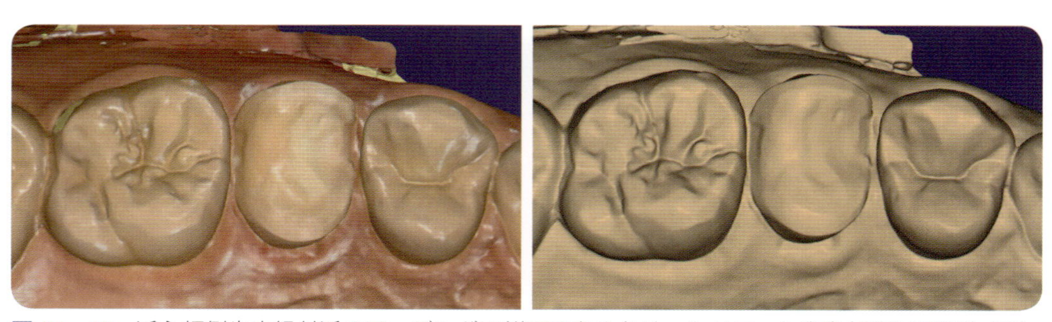

図41，42　近心頬側歯肉縁付近のマージンが不鮮明であるため，シリコーン印象採得にて製作を進めた

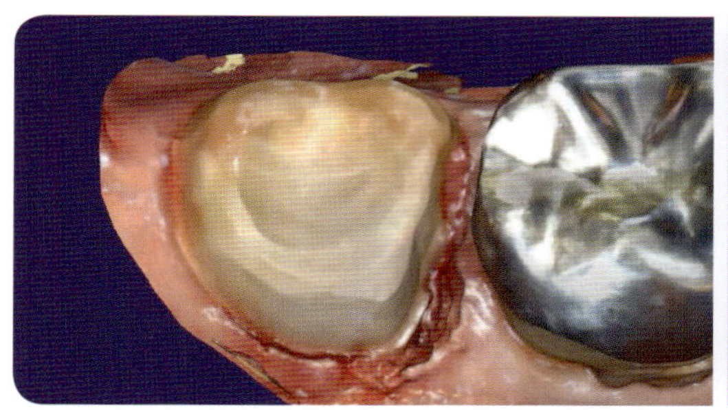
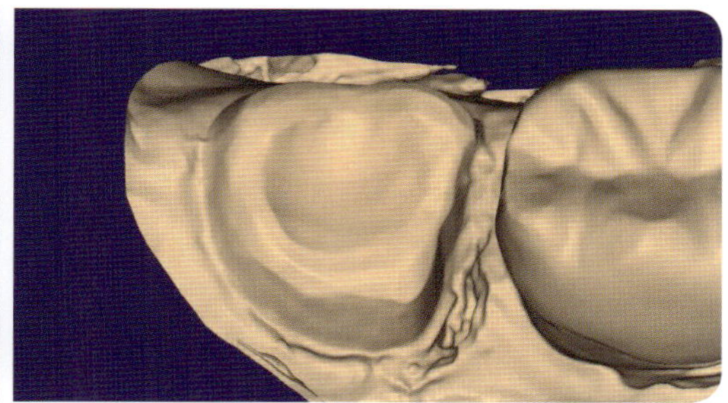

図 43，44　出血がある場合も不鮮明になるため，止血してシリコーン印象を採得し製作を進めた

② バイトが変形することがある

対応策としては，形成前の機能している状態や，プロビジョナルレストレーションの状態を咬合紙にて印記しておきスキャンすることにより，咬合状態の確認ができる（図 45，46）．全顎印象より片側での印象のほうが，変形が少ないと感じている（図 47，48）．

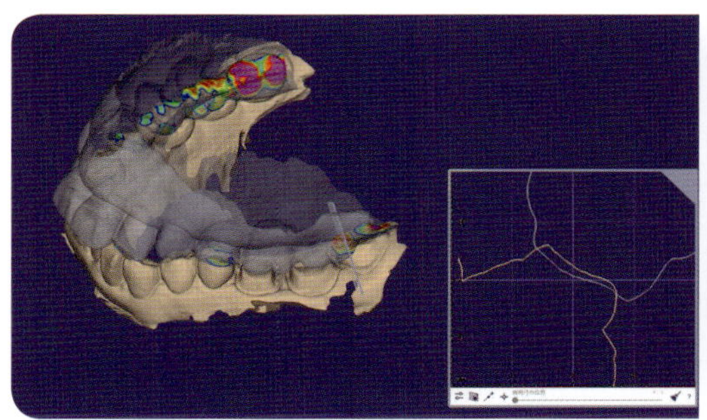

図 45　全顎の印象はバイトや印象の変形が起きることがある

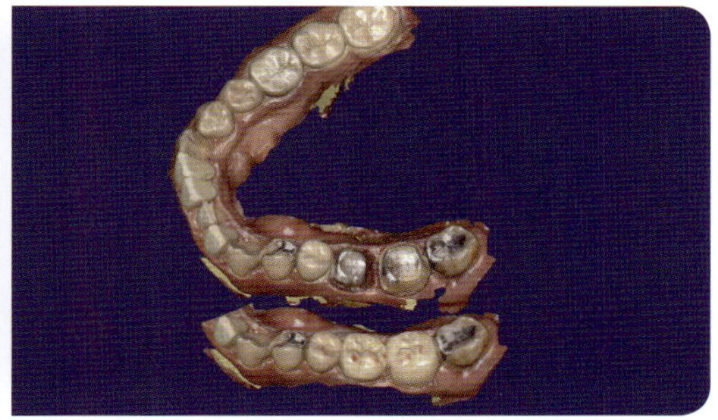

図 46　プロビジョナルレストレーションと咬合紙の印記

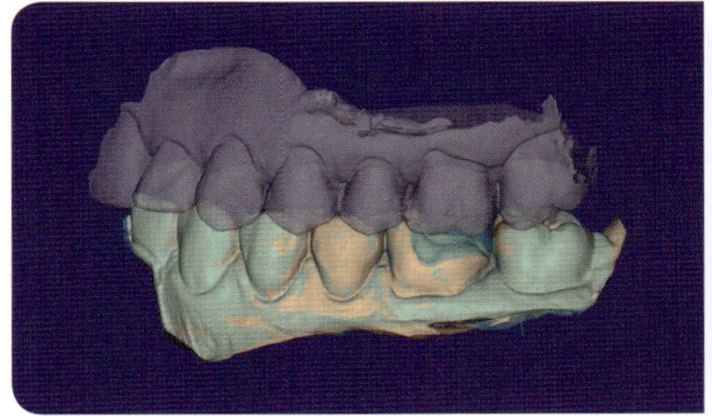
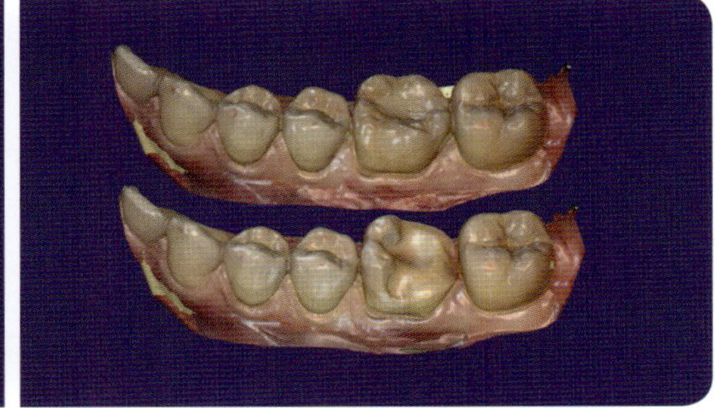

図 47，48　変型のない印象であっても，形成前やプロビジョナルレストレーションで機能しているデータがあると，ラボサイドにおいて調整量の少ない補綴装置を製作するにあたり，非常に参考になる

まとめ

本章ではラボサイドにおけるセラミックオーバーレイの製作ステップや注意点について解説した．ラボの設備により製作手順などは変われど，調整量が少なく長期予後の期待できる補綴装置を製作するために，1つひとつの工程を確認しながらチェアサイドとコミュニケーションを図り，進めていくことが大切だと考える．

Appendix

Dentist×Techni

セラミックオーバーレイの技工操作

使用材料の違いからくる技工作業のポイント

飯田　本欄では，Chapter 6 の執筆をご協力いただいた歯科技工士の松田健嗣氏に，セラミックオーバーレイに関する技工工程や材料についてお話を伺いたいと思います．よろしくお願いいたします．

セラミックオーバーレイに用いる材料は，一般的に IPS e.max のような二ケイ酸リチウムやジルコニアを選択される方が多いと思うのですが，松田技工士のラボではどの程度の割合でしょうか？

松田　そうですね，最近だと半々くらいです．

飯田　ジルコニアを選択する歯科医師も結構おられるのですね．

松田　はい．ジルコニアのオーバーレイを選択する歯科医師もおられます．

飯田　私は現在，すべての症例で二ケイ酸リチウムを使っています．光透過性と光拡散性がジルコニアと比較して高いため，支台歯の色調とマッチしやすいというのが最大の理由です．きちんと接着すれば全く割れない，外れないというのは臨床実感として強く感じています．ジルコニアを選択される歯科医師は，やはり少しでも補綴装置自体の強度を担保したい，というお考えなのでしょうか？

松田　そうですね．これはインレーなどでも同じようなのですが，歯科医師によって何を求めるかが異なりますので，それで選択するマテリアルにも差があるのかなと思っています．ジルコニアを選択される方はやはり少しでも補綴装置自体の強度を強くしたいと考えておられるのと，あとはやはりデジタル技術を活かす点だと思います．アナログ作業を挟まずに，デジタルだけで工程を進めていくとなると，当ラボだとジルコニアになってきます．

飯田　では，その部分を少し掘り下げて技工工程についてお聞きします．フルデジタルで工程を進められるジルコニアと，アナログの工程も存在してくる二ケイ酸リチウムを用いた場合の，技工作業の違いについて教えてください．

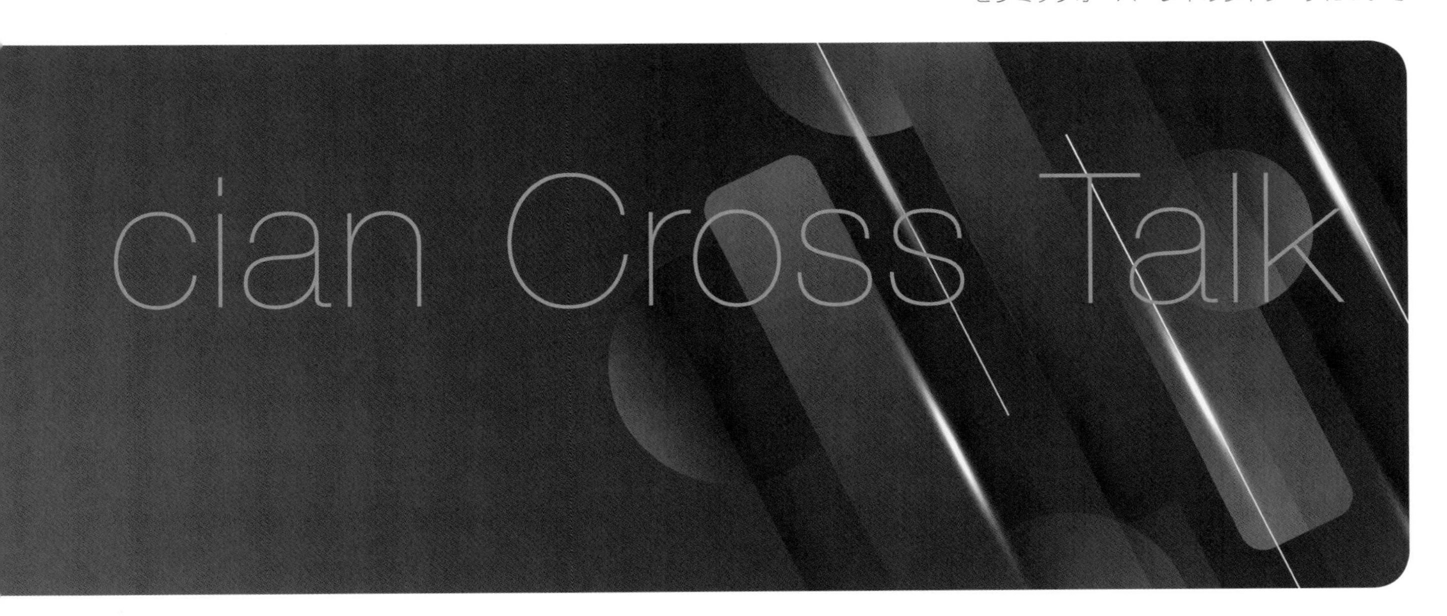

松田　まずはジルコニアのオーバーレイを製作する場合です．歯科医師から送られてきたIOSデータをCADソフトウェアで読み込み，補綴装置の形態をデザインします．そのデザインデータをもとに，CAM機にて半焼結のジルコニアを加工します．その後，半焼結状態でカラーリングをします．
飯田　ジルコニアをミリングした直後の，あの白い状態でカラーリングを行うのですね？
松田　はい．白い半焼結状態のときにもカラーリングします．その後，それをシンタリングします．焼結後に適合などを確認し，ステイニングによる色の調整を行い，グレーズ材で仕上げるという流れになります．
飯田　なるほど．ではジルコニアの場合は，石膏模型のような従来の作業工程で用いていたアナログパーツは“一切なし”で技工作業を進められるということですか？
松田　一応はそうなります．ただ，適合の確認のために，石膏模型も用意していただくようチェアサイドにお願いしていることが多いです．IOSのみの場合だと石膏模型がありませんので，デジタルデータから3Dプリンター模型を作ったり，データからミリングで削り出した石膏模型を用いたりして，適合を確認していくという流れになります．
飯田　フルデジタルで工程を進められるというのは，そういうことなのですね．
松田　そうです．
飯田　では，二ケイ酸リチウムの場合の工程はどうなりますか？
松田　二ケイ酸リチウムの場合は，まずCAD上で補綴装置のデザインを行い，ミリングマシンでワックスを削ります．本編でも述べたように，当ラボには湿式のミリングマシン（加工機）がありませんので，乾式のミリングマシンになります．そのワックスをミリングしたもののマージンを調整して（マージンを締める），マージンをぴったりと合わせて，それを埋没してプレスします．それでできあがってきたものを掘り出して，適合を確認し，ステイニングしてグレーズ材で仕上げるという流れになります．

飯田　それはIPS e.max プレスの工程ですね．
松田　そうなります．
飯田　これはジルコニアのようにフルデジタルで作業を進めることはできないのですか．
松田　はい．二ケイ酸リチウムでは「ワックスパターンにスプルーイングして埋没する」というアナログ工程が入ってきます．この工程を経ることで，技工物の表面が少しだけ厚くなるイメージです．バイトも高くなったりしますので，このあたりの調整をラボサイドで行う必要があります．
飯田　それは内面も外面も含めて，全体的に一層だけ少し大きくなるようなイメージでしょうか？
松田　そうですね．ですので，適合もバイトもアナログ的な調整を行わなければならないことが多いです．
飯田　二ケイ酸リチウムの適合を確認する模型も3D プリンター模型なのでしょうか？
松田　このあたりも本編にて触れましたが，チェアサイドでシリコーン印象を採っていただいた場合は，そのシリコーン印象に石膏を注いで適合の確認をします．一方，IOSのデータだけで技工依頼がきた場合は，3D プリンター模型もしくは石膏をミリングした個歯模型で確認します．
飯田　適合の確認はジルコニアの場合と同じなのですね．
松田　当ラボでは，支台歯の部分のみを個歯として，石膏ディスクからミリングを行い，マージンフィットの確認を行っています．バイトなどは3Dプリンター模型で確認します．
飯田　なるほど．適合をみるのはミリングした石膏個歯模型で，バイトなどの確認では3D プリンター模型を利用するのですね．ミリングで削り出した石膏模型は，3D プリンター模型よりも精度が良いと聞いていますので，とても魅力的な方法ですね．ちなみに二ケイ酸リチウムのIPS e.max プレスでは少しアナログ作業が入ってくるとのことでしたが，IPS e.max キャドであれば，工程をフルデジタルで進められることになるのでしょうか．
松田　はい．IPS e.max キャドでしたらフルデジタルで進められると思います．
飯田　なるほど．ラボに備わっている設備によって扱えるマテリアルが異なってくるため，それが技工工程の差につながるということですね．

オーバーレイ補綴装置のマージン精度と咬合調整について

飯田　では引き続き，マージンの精度をどのように考えて調整されているかについてお聞きします．ジルコニアにしても二ケイ酸リチウムにしても，最終的には石膏模型なり3D プリンター模型なりを用いて適合精度のチェックを行うということですよね．
松田　そうです．
飯田　では，そのオーバーレイ補綴装置と支台歯内面のスペースを，セメントスペースとして何μm 程度設けるようにしておられるのでしょうか．レジンセメントとセメントスペースの関係としては，おおよそ50～100 μm 程度の厚みを設定しているときに，セメント強度が最も高くなると認識していますが，その範疇に入れておられるのか，あるいはもっとスペースを狭くして適合をよくしておられるのでしょうか．

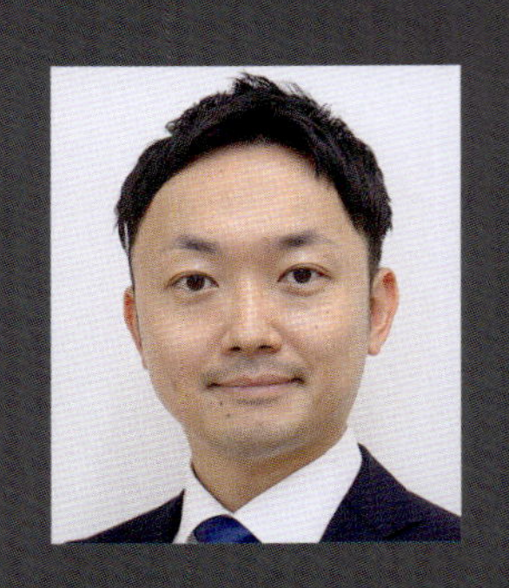

飯田真也
2006年　愛知学院大学歯学部 卒業
2007年　同大学歯学部臨床研修課程 修了，小島歯科 勤務
2011年　いいだ歯科医院 勤務

IIDA Shinya

松田　内面スペースに関しては，それぞれのラボの設備によって，採用しているCADソフトとCAM機の相性によって変わってくるので，確定的なことは言えませんが，当ラボの場合ですと，40 μmに設定しています．それ以上スペースを空けると，模型上でだいぶ緩くなってしまいますので．

飯田　そのほかに，マージンの適合についてラボサイドで工夫されていることはありますか．

松田　基本的に，ジルコニアにしてもワックスにしても，CAD上でデザインして形を作るときに「最小厚み」という設定値が設けられています．この最小厚みの数値を下回ってしまうと，加工中にチッピングや破折が生じてしまうことがありますので，ここはどうしても分厚くなってしまう部分です．ですので，その厚みについては石膏模型などを用いてマージンのすり合わせをしていく必要が生じます．そうでなければ，口腔内での調整が多くなってしまうと考えております．

飯田　最小厚み以下のマテリアルスペースとなる場合は，最小厚みで分厚くミリングしておき，後で手作業にて薄くしていくということですね．たとえば，チェアサイドで支台歯形成を行うときに，オーバーレイであればフィニッシュラインを360° ベベルで仕上げようと心掛けているのですが，そのベベルの厚みが非常に薄い状態であると，それを歯科用CAD/CAMで正確に削り出すのは難しいので，ちょっと厚めに削り出しておいて，石膏模型上ですり合わせるというイメージですね．

松田　はい．

飯田　わかりました．それではチェアサイドとしてはベベル部位だけにかぎらず，できればマージン辺縁の厚みがあまり薄くなりすぎないようなプレパレーションに配慮しておくと，ラボサイドにとっては親切かもしれませんね．

続いて咬合調整については，3D プリンター模型上で対合歯を見ながら調整されていると思うのですが，セラミックオーバーレイで特に注意しておられる点はあるのでしょうか．

松田　いえ，基本的にはクラウンと一緒です．

飯田　そうですよね．私もそこは特にオーバーレイだからといって，何か咬合について配慮することはなく，従来のクラウンと同等の咬合接触の与え方でよいのではないかと考えています．また，二ケイ酸リチウムだから，ジルコニアだから，といって咬合調整の方法を分けることもありません．

松田　ラボサイドでもそれは全く同様です．

飯田　ありがとうございます．技工作業の大まかな流れを理解することができました．ちなみに歯科技工所や歯科技工士によって，ジルコニアが得意であるとか二ケイ酸リチウムが得意であるとか，そのような差は存在したりしますか？

松田　先ほども述べましたように，湿式の加工機があるのであれば，あまり変わらないのかもしれません．当ラボでは導入しておりませんので，ちょっとわからないのですが，湿式の加工機は水を使えますので，そのことによって二ケイ酸リチウムのブロックが削れたり，金属や PMMA が削れたりするのも利点だと思います．

マテリアルに関する個人的な感想として，部分被覆となる補綴装置は，1 歯単位で考えたときの色馴染みという点で，ジルコニアと比較すると二ケイ酸リチウムが有利になると考えます．ですので，私が患者であれば，二ケイ酸リチウムのほうがよいなと思ったりします．

飯田　そうですね．きちんと色調が調和してくれて，なおかつきちんとした接着ができれば，パーシャルセラミックで破損や脱離を起こす経験は私もここ数年ずっと経験していませんので，良い材料だと感じます．これについては，結局はチェアサイドでの接着技術によるのかなという気がしています．

オーバーレイ補綴装置の色調について

飯田　オーバーレイ補綴装置の色調に関して，どのようなブロックを使っているかという点についてお聞きします．まずジルコニアについて，ジルコニアブロックにもハイトランスなどさまざまな色調のブロックがあると思いますが，オーバーレイ補綴装置に用いる場合は，どのようなものを使うことが多いのでしょうか．

松田　当ラボでは透光性が高い 5Y のブロックを用いることが多いです．

飯田　それは，メーカーが販売しているブロックやディスクに「何 Y」と明記してあるのですか？

松田　いえ，それは製品には明記されていません．

飯田　きっと製品ごとにいろいろあり，メーカーによって名称が異なっていたりもするのでしょうね．

松田　はい．メーカーによって異なりますし，文献によっても違っていたりしますが，基本的には透光性の高いジルコニアを用いるようにしています．ただし，強度的には 700 MPa 程度になりますので，強度を優先したい症例では，4Y などの強度の高いジルコニアを用いることもあります．

飯田　ステイニングで気をつけている点はありますか．現在ではさまざまなグラデーションブロックが上市されていると聞きますが，ブロック単体の色とグレージングのみでは，やはり色が浮いてしまうものなのでしょうか？

松田　ラボサイドでのひと手間を加えることによって，色調もより良くなるのかなと思っています．ただ，ジルコニアは光の屈折率が天然歯とは異なりますので，どうしても移行部に境目が出てしまいます．ですので，パーシャルセラミックにおける色調の調和という面では，不利な部分もあるというように感じています．

飯田　そうですよね．その分，強度は強いでしょうけれど…．私も松田技工士にステイニングを頑張ってもらい，ジルコニアで何本かオーバーレイ治療を行いましたが，マージンラインのところで歯質と補綴装置との境界がはっきりしてしまうな，という経験があります．

それでは，二ケイ酸リチウムのシェードに関してはどうでしょうか．たとえばIPS e.max だと光の透過率に応じてHT（High Translucency），MT（Medium Translucency），LT（Low Translucency）などのラインナップがありますが，どのインゴットを用いていますか？

松田　インレーやオーバーレイなどに関してはHTです．

飯田　やはり透過率の高いインゴットになりますね．クラウンなどでLTを選択する感じでしょうか．

松田　いえ，クラウンでも支台歯の色や周囲の歯によっては判断基準が変わってきますが，基本的にはHTかMTという感じです．

飯田　では，よく使用するブロックはA3のHTとか，そのあたりになるのでしょうか．

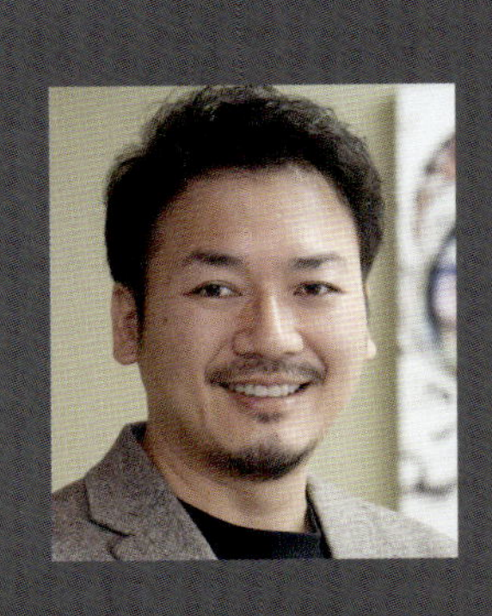

松田健嗣
2002　岐阜県立衛生専門学校 卒業
2002　シバタセラミック 入社
2012　小野寺歯科 入職
2017　greKen dental lab 開業

MATSUDA Kenji

松田　それが実際は，もっと明るいインゴットを使用します．あくまで当ラボの場合ですが，目標シェードがA3の場合は，HT BL4という製品を使います．
飯田　結構白めのインゴットを使うのですね．
松田　ただ，やはり透過率が高いので，ステイン材を塗布すると，明度がガクッと落ちるのです．
飯田　ステイニングを重ねると明度が下がると言いますよね．
松田　あと，ステイン材を焼結する温度によっても透過率は変わってくるのです．そのあたりを踏まえると，A3程度のシェードを狙う場合であれば，それよりも明るいHT BL4を使ったほうが，明度は大体A3に落ち着くし，透過率もちょうどよくなるのです．
飯田　そうなると，A3を目標シェードにして，HT A3のインゴットを使ってステイニングすると，どんどん明度が落ちてしまう…？
松田　はい，もう多分，A5とかになってしまいます．
飯田　ラボサイドではそのような工夫をなされているのですね．二ケイ酸リチウムのオーバーレイの場合は，チェアサイドで試適をしたときにちょっと色調が違うなと思っても，セメンティングした後にうまくグラデーションしてくれるよさがありますよね．ですので，二ケイ酸リチウムでオーバーレイやインレーをやっていて，大きくシェードで外してしまうということはないように実感してます．

オーバーレイ補綴装置の厚みについて

飯田　続いて補綴装置の厚みについてお聞きします．文献を紐解くと，IPS e.maxでは1 mmないしは1.5 mm程度が安全域であり，最低1 mmは厚みを確保したほうがよいと言われます．ただ，*in vitro*試験の結果をみると．0.5 mm厚で作った試料と1 mm厚で作った試料の破壊強度を比較しても，顕著に差があるというわけではなさそうです．チェアサイドとしては，なるべくMinimal Interventionでという意識をもっていると，0.5 mm程度で形成する歯科医師もいるのではないかと思うのですが，そのぐらいの薄さだと，ラボサイドとしてはやはり裂溝を作りにくいとか，形態を作りにくいとか，そのようなご苦労があるのでしょうか．
松田　そうですね，正直に言うと，補綴装置を製作する技工サイドからしますと，厚みが多ければ多いほど，解剖学的な形態が作りやすいのでありがたいです．そうすることによって，自然感を獲得できたり，狙いたい咬合接触点を与えられたり，バイトやガイドの調整が必要になったときにも調整量の少ない形態というのが製作できるからです．ですがやはりMIということになると，歯質をあまり削りたくない，ということで，せめぎ合いになってきますよね．咬合面に関して言うと，隆線があったり裂溝があったりして凹凸していますが，その隆線のトップからではなく，裂溝のところで0.5 mm削ってもらうイメージをもっていただけるとよいかと思うのですが，実際の口腔内だとそのあたりが難しいのかなとも思っています．
飯田　隆線からのリダクションができていても，裂溝のところのリダクション量が少ないことがあるわけですね．では，隆線のような咬合面のトップのところも，裂溝のところも均等に0.5 mm削れていればよいのでしょうか．
松田　理論上は，均等に削ってあればよいと思います．特に裂溝のところから0.5 mm

削っていくというイメージであればよいと思います．歯科医師によっては，0.5 mm であっても結構削っているイメージにはなると思います．

飯田　当院だと，プレップマーカーと言って，バーの刃先が 0.5 mm しかないもの，1.0 mm のもの，1.5 mm のものと 3 種類使っています（Chapter 2 の図 6 参照）．求めるクリアランス量によってそれらのバーを使い分けて，咬合面の凸である隆線のところも，凹である裂溝や窩のところもすべて含めてガイドグルーブを入れて，それらをつなぎ合わせることで均一かつ効率的にプレパレーションを行っています．実際に 0.5 mm 厚でプレパレーションを行うことは私の臨床ではありませんが，先ほど述べられたように，均一に 0.5 mm が削合できているのであれば，ラボサイドで何とか製作することは可能ということですよね．

松田　要はその深いところ，溝の最も深いところから 0.5 mm 削れていれば，よっぽどでないかぎりは大丈夫だと思います．

飯田　ジルコニアでそこまで薄いものをミリング加工しても可能なのでしょうか．技工物が欠けたりしないのでしょうか．

松田　ジルコニアではやはり，欠けたりするリスクは上がると思います．当ラボではジルコニアの最小厚みを 0.6 mm で設定しているのですが，それだと真っ平になってしまうので，0.8 mm くらいのイメージでプレパレーションを行っていただけると，二ケイ酸リチウムでもジルコニアでもよいと思います．ただ，仮にそれよりもプレパレーションが浅く，補綴装置が薄くなる場合だと，裂溝が掘れないのです．「裂溝が掘れなくて何が悪いの？」という話もあるとは思うのですが，私が 1 つ考えるのは，補綴装置の厚みが薄いと，裂溝が掘れないために咬合が面接触になってしまうのです．一方，きちんと裂溝が掘れるぐらいの厚みがあると，隆線部位に接触点を設けられます．

飯田　面接触を点接触にできるということですか？

松田　そうです．そこは結構大事なのかなという思いがありまして．そのような意味で，あまりに薄いよりは，最低限の裂溝が掘れたほうがよいかなと考えています．

飯田　0.8 mm 程度の厚みがあれば，なんとか溝も作れるかな，という感じでしょうか．

松田　そうなります．

飯田　実際の臨床だと，たとえば矯正治療を終えた患者が戻ってきたときに，微妙に臼歯が噛んでいない．これは矯正治療のクオリティの問題かもしれませんが，仮に咬合接触していても理想的な位置に接触点がないような場合は多々あります．このような場合にオーバーレイ補綴装置で補綴的に正確な咬合接触点を獲得しようとすると，それこそ上下顎咬合面の間隙は本当に1 mmもないほど非常に狭いときに，チェアサイドとしては，できればあまりエナメル質を削らずに，アドオンするような形で作れるとよいなとは思ったりします．しかしそのような場合でも，先ほどのお話からすると，やはり最低 0.8 mm 程度の厚みでプレパレーションを行ったほうが正確な咬合面形態を作れるし，ラボサイドへの負担も少なくなるということですね．

松田　そうです．

飯田　なるほど，よくわかりました．本欄では実際のラボサイドでのさまざまな技工ワークを松田技工士に解説していただきました．オーバーレイ治療に限らず，間接修復ではチェアサイドとラボサイドの相互理解が必要であることを，本書の最後に改めて認識することができました．ありがとうございました．

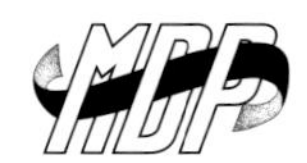

これから始めるセラミックオーバーレイ治療
ISBN978-4-263-46184-6

2025年2月25日　第1版第1刷発行

著　者　飯田真也
　　　　松田健嗣
発行者　白石泰夫

発行所　医歯薬出版株式会社
〒113-8612 東京都文京区本駒込1-7-10
TEL.(03)5395-7634(編集)・7630(販売)
FAX.(03)5395-7639(編集)・7633(販売)
https://www.ishiyaku.co.jp/
郵便振替番号　00190-5-13816

乱丁，落丁の際はお取り替えいたします　印刷・三報社印刷／製本・皆川製本所